ISSN 0071-1179

Ernährungsforschung

Wissenschaft und Praxis

Aus dem Inhalt:

Akademie-Verlag · Berlin

EVP 5,– M
31 638

Heft 1 · 1981 · Band 26

ASMW

Herausgeber:
Zentralinstitut für Ernährung der Akademie der Wissenschaften der DDR
Direktor: Prof. Dr. habil. H. Haenel

in Zusammenarbeit mit
der Gesellschaft für Ernährung in der DDR (Vorsitzender: Prof. Dr. habil. H. Schmandke), der Arbeitsgruppe Ernährung beim Nationalen Komitee für Gesundheitserziehung der DDR (Leiter: Prof. Dr. habil. H.-A. Ketz) und dem Warenzeichenverband Diätetische Erzeugnisse der DDR (Generaldirektor: F. Schmidt).

Redaktion:
Dr. Friedbert Baum (Chefredakteur),
Dr. Jürgen Proll,
Dipl.-Journ. Richard Baier.

Redaktionsbeirat:
Dr. sc. M. Anders, H. Bergler,
Dr. sc. W. Dlouhy, Dr. H. Groß,
Dr. sc. M. Möhr, Dr. G. Schmoz,
Prof. Dr. habil. M. Ulmann, Dr. J. Voigt.

Anschrift der Redaktion:
Zentralinstitut für Ernährung der Akademie der Wissenschaften der DDR,
DDR-1505 Bergholz-Rehbrücke,
Arthur-Scheunert-Allee 114 – 116.

Verlag:
Akademie-Verlag, DDR-1080 Berlin,
Leipziger Str. 3 – 4; Fernruf 2 23 62 21 oder 2 23 62 29.
Telex-Nr. 11 44 20;
Bank: Staatsbank der DDR, Berlin,
Kto.-Nr.: 6836-26-20712.
Veröffentlicht unter der Lizenznummer 1656 des Presseamtes beim Vorsitzenden des Ministerrates der Deutschen Demokratischen Republik.

Gesamtherstellung:
VEB Druckerei „Thomas Müntzer“,
DDR-5820 Bad Langensalza.

Erscheinungsweise:
Die Zeitschrift „Ernährungsforschung“ erscheint jährlich in einem Band mit 6 Heften. Bezugspreis je Band 72,– M zuzüglich Versandspesen (Preis für die DDR 30,– M); Preis je Heft 12,– M (Preis für die DDR 5,– M)
Bestellnummer dieses Heftes: 1091/26/1.

AN (EDV) 7821

Inhalt

Bezugsmöglichkeiten;

Bestellungen sind zu richten

- **in der DDR** an den Postzeitungsvertrieb unter Angabe der Kundennummer des Bestellenden oder an den AKADEMIE-VERLAG, DDR-1080 Berlin, Leipziger Str. 3/4
- **im sozialistischen Ausland** an eine Buchhandlung für fremdsprachige Literatur oder an den zuständigen Postzeitungsvertrieb
- **in der BRD und Berlin(West)** an eine Buchhandlung oder an die Auslieferungsstelle KUNST UND WISSEN, Erich Bieber OHG, D-7000 Stuttgart 1, Wilhelmstr. 4 – 6
- **in Österreich** an den Globus-Buchvertrieb, A-1201 Wien, Höchstädtplatz 3
- **in den übrigen westeuropäischen Ländern** an eine Buchhandlung oder an die Auslieferungsstelle KUNST UND WISSEN, Erich Bieber GmbH, CH-8008 Zürich/Schweiz, Dufourstraße 51
- **im übrigen Ausland** an den Internationalen Buch- und Zeitschriftenhandel; den Buchexport, Volkseigener Außenhandelsbetrieb der Deutschen Demokratischen Republik, DDR-7010 Leipzig, Postfach 160, oder an den AKADEMIE-VERLAG, DDR-1080 Berlin, Leipziger Str. 3/4

Hinweise für Autoren

Die Manuskripte sind in Original-Maschinenschrift einseitig und zweizeilig der Redaktion einzureichen. Pro Zeile 35 oder 70 Anschläge. Der Umfang der Manuskripte sollte mit der Redaktion vereinbart sein. Abbildungen, Tabellen und Zwischentitel sind erwünscht. Es ist zweckmäßig, die Arbeit mit einer kurzen Zusammenfassung oder mit Schlußfolgerungen sowie mit Empfehlungen für die Praxis abzuschließen.
Die Redaktion behält sich eine Überarbeitung der angenommenen Manuskripte vor; größere Änderungen nur mit Einverständnis des Autors. Die Beiträge werden honoriert. Der Autor erhält kostenlos 25 Sonderdrucke seines Beitrages als Fortdrucke.

H. Haenel ISSN 0071-1179

Einflußfaktoren zur Ernährungsweise: Motivation

Ein theoretischer Ansatz

Einleitung

Die der menschlichen Ernährung zugrunde liegende Verhaltensweise mit ihren biologischen, ökonomischen und soziokulturellen Wurzeln wird überwiegend und letztlich psychologisch gesteuert. Auf diese Verhaltensweise nehmen ganz unterschiedliche Faktoren Einfluß wie Hunger, Durst, Appetit, Lustbefriedigung und Sättigung, Mangel und Überfluß, Kaufkraft und Lebensmittelangebot, Erfahrung und Information, Gesundheit, Krankheit, besondere körperliche Situationen und Leistungen, Prestige und Tabu, um einige zu nennen.

Unter dem Ernährungsverhalten im Sinn dieser Betrachtung sei die Gesamtheit der Lebensäußerungen verstanden, mit denen sich ein Mensch mit seiner Umwelt in bezug auf seine Ernährung auseinandersetzt. Dabei spielen subjektiv wirkende, bewußte oder unbewußte Antriebe (Motive) die entscheidende Rolle, soweit sie unmittelbar Inhalt und Richtung der konkreten Ernährungsweise bestimmen. Handlungsdeterminierend sind die objektiven Bedingungen und subjektiven Faktoren, die sich auf die Motivation zur Ernährungsweise auswirken.

Unter Motivation im Sinn dieser Betrachtung werden die handlungsauslösende (den Verzehr bewirkende) Gesamtstruktur und Hierarchie von Motiven verstanden, die als Antriebe, Ursachen oder Beweggründe in unterschiedlicher Weise zusammenwirken. Sie ist ein psychophysiologischer, das Verhalten regulierender Prozeß, begründet in der beständigen Aktivität der Persönlichkeit in Abhängigkeit von Lebensbedingungen (äußere Faktoren) und Persönlichkeitsstruktur (innere Faktoren). Sie hat das Ziel oder den Zweck, Bedürfnisse zu befriedigen, d. h. einen mehr oder weniger bewußt gewordenen oder empfundenen (echten oder scheinbaren) Mangel eines Menschen in der Sphäre der Ernährung (Hunger, Durst, Appetit, Eßlust, -gier oder -sucht) zu beheben. Die Motivation ist in unterschiedlicher Weise verbunden mit Erkenntnissen, Erfahrungen, Einsichten, Emotionen, Wünschen, Neigungen, Appetenz (Zustand der aktiven Suche nach Kennreizen, hier im Hinblick auf die Ernährung) und Aversion (Zustand der Abneigung gegenüber solchen Kennreizen) (Clauss et al., 1978; Eichhorn, 1969; Hörz, 1978; Klaus und Buhr, 1970; Speigner, 1980; Tembrock, 1978).

Die biologischen Wurzeln des Ernährungsverhaltens liegen in den Energie- und Nährstoffbedürfnissen. Die Literatur dazu ist umfangreich (siehe z. B. Ketz, 1978).

Aus psychophysiologischer Sicht kommt das Ernährungsverhalten zustande im Ergebnis von Reiz und Reizantwort, im Ergebnis von Wechselwirkungen kortikaler und subkortikaler Hirngebiete (Cábanac, 1971; Holzkamp-Osterkamp, 1976; Karli, 1979; Rüdiger, 1965, 1978; Simonow, 1975).

Die sozialen Wurzeln des Ernährungsverhaltens resultieren aus der sozialen und kulturellen Entwicklung, Prägung und Situation der Gesellschaft wie des einzelnen; sie sind nicht zu trennen vom Stand und von der Entwicklung der Produktivkräfte und Produktionsverhältnisse (Neuloh-Teuteberg, 1979; Parygin, 1975; Reaburn et al., 1978; Rozin, 1976; Shack, 1978; Speigner, 1980; Teuteberg, 1974; Tremolières, 1972).

Besonders zu berücksichtigen ist die Beeinflussung der Motivation zum Ernährungsverhalten von seiten des Lebensmittelproduzenten oder des Handels, insbesondere durch die Werbung (Fabiunke et al., 1974; Redman, 1979).

Psychologische Aspekte des Ernährungsverhaltens haben allgemein, besonders aber unter dem Primat der Fettsuchtsbekämpfung, Interesse gefunden (Fooley et al., 1979; Garrow, 1976; Penick et al., 1971; Pudel, 1978; Stunkard, 1975).

Wäre die Motivation zum Ernährungsverhalten unter dem Primat der physiologischen Bedürfnisse rationell (oder wie beim Tier instinktiv) gesteuert, als ein Kompromiß aus biologischen bzw. gesundheitlichen Bedürfnissen, individuellen Neigungen und ökonomischen Möglichkeiten, dann wären die in dieser Betrachtung angestellten Überlegungen von geringer Bedeutung. Aber unter den Bedingungen zunehmenden Wohlstandes (Kaufkraft, Breite und Qualität des Lebens- und Genußmittelangebots, Freizeit) werden die physiologischen Bedürfnisse durch die individuellen Ansprüche betonten oder einseitigen Hedonismus überspielt.

Die Definition des Begriffes Hedonismus in dem hier betrachteten Zusammenhang bereitet Schwierigkeiten; im klassischen Sinn bedeutet er eine Lebensauffassung, in der die sinnliche Lust, der Lebensgenuß Motiv und Ziel des Handelns sind. Die Befriedigung eines Bedürfnisses ist in der Regel immer hedonistisch, also mit einem Lustempfinden verbunden, das gilt für den Verzehr irgendeines Lebensmittels bei ausgeprägtem Hunger, das gilt für die normale Ernährung, das gilt schließlich für den Verzehr von Produkten, die ohne biologische Begründung, unter Umständen nachteilig wirkend, ausschließlich zur Lustbefriedigung gegessen werden.

Cytawa und Trojniar (1978) sehen in der Motivation zur Nahrungsaufnahme generell den angenehmen Sinneseindruck, die lustvolle Empfindung als den

Tabelle 1
Unterschiedliche Berücksichtigung von Qualität und Quantität in der Ernährung

	Quantität	Qualität
Hunger (bei Mangel an Nahrung)	+ + +	+
Hunger (durch Willensentscheidung)	+	+ + +
Appetit (bei Überfluß an Nahrung)		
begrenzte Kaufkraft	+ +	+ +
unbegrenzte Kaufkraft	+ +	+ + +

Tabelle 2
Auf die Ernährungsweise einflußnehmende Umweltfaktoren

- Bildungsgrad; Erziehung und Aufklärung, Werbung
- Gewohnheit, Tradition und Sitte
- Werktag, Feiertag, Urlaub/Tourismus, Freizeitgestaltung
- Einkommen, Haushaltsgröße, Altersstruktur, Arbeitsschwere
- Lebensmittelpreise; Ausgaben für die Ernährung; allgemeines Konsumgüterangebot (Sortiment, Preis)
- Profil der Medizin, Hygiene und Ernährungswissenschaft
- Landwirtschaftliches Produktionsprofil; Jahreszeit
- Profil der Lebensmittelverarbeitung und Vorratshaltung
- Profil der Verpackungsindustrie
- Profil des Lebensmittelimports
- Profil des Handels und des Warenangebots
- Profil der gesellschaftlichen Speisenwirtschaft und industriellen Speisenproduktion
- Profil der Gaststättenversorgung
- Profil der Eigenversorgung

entscheidenden Trieb, nicht die Befriedigung eines biologischen Bedürfnisses, und sie bezeichnen diesen Prozeß als Hedonesthesia.
In der Konsequenz führt das übermäßig oder einseitig hedonistisch gesteuerte Ernährungsverhalten zu erheblichen ökonomischen Einbußen und epidemieartigen Einbrüchen in der Volksgesundheit. Dabei wirken in unserer Lebensweise weitere Faktoren eines hohen Lebensstandards addierend oder kumulierend.
Es stellt sich die Frage, welche einzelnen Faktoren in die Motivation zur Ernährungsweise eingehen, in welcher Hierarchie sie wirken und wie sie zu beeinflussen sind. Dazu werden in dieser Betrachtung die physiologischen, historischen, allgemeinen, individuellen und familiären Faktoren, Ziele der Ernährung, Zwecke des Einkaufs, Anforderungen an Nahrung, Ernährung oder ein Lebensmittel als handlungsdeterminierend vorangestellt.

Tabelle 3
Auf die Ernährungsweise einflußnehmende familiäre Faktoren

- Familiengröße, -struktur, -konsum, für die Ernährung verfügbares Wirtschafts- oder Taschengeld, Wohnort, Ausbildung der Familienmitglieder
- Tisch- und Eßsitten in Abhängigkeit vom Lebens- und Arbeitsrhythmus (Werk-, Sonn- und Feiertage; Mobilität und Urlaub, Gäste; Haus- und Außerhaus-Ernährung)
- Familiäre Atmosphäre (Zusammenhalt, Hektik oder Gelassenheit, Verführungs-, Zwangs- oder Drohungssituationen, Behaglichkeit, Vorbildwirkung einzelner Familienmitglieder)
- Lebensgeschichtliche Muster (Alter, Schwangerschaft, Stillperiode, Klein- oder Schulkinder, Krankheiten, Beruf, Ausbildung, Freizeit, Sport, gesellschaftliche Aktivitäten usw.)
- Vorlieben und Abneigungen des für Einkauf bzw. Küche verantwortlichen Familienmitgliedes; Berücksichtigung der Wünsche anderer Familienmitglieder
- Versorgung, Eigenversorgung, besondere Versorgungsquellen
- Art der Wohnung (Einfamilienhaus, Etagenwohnung, Untermieter); Ausstattung
- Einkaufs- und Bevorratungsmöglichkeiten

Die handlungsdeterminierenden Faktoren

Die Zwangsläufigkeit der Ernährung ergibt sich aus ihren elementaren biologischen Wurzeln des Energie- und Nährstoffbedarfs. Dieser Bedarf wird beeinflußt durch
- Alter und Geschlecht
- Ernährungszustand; Gesundheitszustand; genetische Stoffwechselstruktur und aktuelle Stoffwechselsituation
- spezielle Leistungen wie Arbeitsschwere, Schwangerschaft, Stillperiode, Wachstum, Schweißverlust u. a.

Diese elementaren Bedürfnisse werden nicht unmittelbar in bewußtes Handeln umgesetzt; der Mensch ist nicht imstande, einen Versorgungsmangel, z. B. an Vitamin B_1, Linolsäure, Eisen, an einer essentiellen Aminosäure usw., zu „empfinden" und, darauf reagierend, eine Kost zu wählen, die diesen Mangel gezielt korrigiert. Der Bedarf an Energie und Nährstoffen wird pauschal durch das Gefühl des Hungers angekündigt; dieses Gefühl schwindet, wenn der Magen gefüllt worden ist und durch Resorption einer genügenden Menge an Nahrungsmonomeren aus dem Darm die entsprechenden Blutspiegel (Lipide, Aminosäuren, Glukose) angestiegen sind. Eine gewisse Ausnahme bildet die Durst: Wasser-Beziehung. Auf die komplizierten physiologischen und metabolischen Regulatoren von Hunger, Durst und Sättigung sei hier nicht näher eingegangen.
Solange ein Mensch ständig unzureichend mit Energie versorgt ist und die zur Verfügung stehende Ration den Hunger nicht oder nur vorübergehend stillen kann, wird alles Eßbare wahllos, weitgehend unabhängig von Geruch oder Geschmack verzehrt, bisher zurückgewiesene oder unbeachtete Lebensmittel genutzt.
Steinzeitliche Jäger und Sammler dürften ein breites Spektrum von Naturprodukten verzehrt haben, die, aus allen Zweigen des Pflanzen- und Tierreiches stammend, nach geschmacklicher und hygienischer Qualität, nach Zustand, Aussehen, Form und Farbe sehr verschiedenartig gewesen sind (Rottländer, 1979). Sie setzten ein hohes Maß an Erfahrung bezüglich Eßbarkeit, Schädlichkeit oder Unschädlichkeit voraus. Diese Erfahrung wurde

Tabelle 4
Auf die Ernährungsweise individuell einwirkende Faktoren

- Biochemische/metabolische Individualität; Individualität der Stoffwechselsignale, Hunger, Appetit, Sättigung
- Individuelle biologische Anlässe (Schwangerschaft, Stillen, Krankheit, Sport, Ernährung eines Säuglings usw.)
- Wirkung von Ernährungsaufklärung und -erziehung; Interesse an Ernährungsfragen, Bereitschaft zur gesunden Ernährung, Ernährungsresignation
- Interesse oder Abneigung bezüglich der Speisenzubereitung im Haushalt; Hobbykochen
- Ästhetische Einstellungen, Vorlieben und Abneigungen; Gewöhnung, Vorurteil, Assoziationen, äußere Signale, Mode, Emotionen, Vorbildmuster in der Gruppe
- Sparsamkeit oder Verschwendungssucht
- Ortswechsel; Wechsel der sozialen Umwelt

Tabelle 5
Ziele der Ernährung

- Sättigung, Appetitsbefriedigung, Lustbefriedigung
- Förderung oder Wiederherstellung der Gesundheit, Überwindung eines unerwünschten, ernährungsabhängigen Zustandes
- Förderung der Kommunikation, Geselligkeit oder Festlichkeit
- Befriedigung von Bedürfnissen, die sich aus Routinehandlungen, aus biochronologischen Terminen oder aus bedingten Reflexen ergeben
- Ersatzbefriedigung

Tabelle 6
Zweck des Einkaufs

- Unmittelbarer Verzehr (Mahlzeit, Zwischenmahlzeit, Snack)
- Verzehr im Haushalt, mitgegebene Pausenversorgung (Arbeit, Sport usw.)
- Vorratshaltung
- Ernährung im Alltag, am Wochenende, zum Feiertag, bei Reisen einschließlich Camping usw.
- Beschaffung von Lebensmitteln für spezielle biologische Versorgungsziele (Diätetik, Säuglingsernährung u. a.)
- Nutzung als Geschenk

vermutlich über viele Generationen durch Versuch und Irrtum (mit Krankheits- oder Todesfolgen) erworben. Vielleicht liegen hier die Wurzeln dafür, daß Ernährungsgewohnheiten, d. h. Fixierung auf bestimmte Lebensmittel, außerordentlich fest erscheinen, weil erfahrungsgemäß geringe Abweichungen von dem Vertrauten (Ersatz einer bekannten Nahrung, Pflanze oder Frucht durch eine ähnliche, unbekannte; geschmackliche Abweichungen durch mikrobiellen Befall u. ä.) zu gefährlichen Folgen führen können.
Mit der Einführung von Ackerbau und Viehzucht schränkte sich das Spektrum der Grundnahrungsmittel ein auf solche, die in großen Mengen produziert werden konnten, deren Unschädlichkeit erwiesen war, die schmackhaft waren und für deren (z. T. „entgiftende") Verarbeitung und Zubereitung eine zunehmende Anzahl von Technologien bzw. Rezepten erfunden wurde.
Dieser Prozeß lief in den verschiedenen Kulturkreisen der Erde weitgehend unabhängig voneinander ab, und zwar auf den Grundlagen verfügbarer Ressourcen sowie der möglichen bzw. eingeschrittenen Wege zur Verarbeitung und Zubereitung. Mit der Entdeckung der Erde, dem internationalen Verkehr und den Fortschritten der Transport- und Lagerwirtschaft kam es zum Austausch von Erfahrungen, Produkten und Produktionsmöglichkeiten. Bis dahin nur in bestimmten Territorien verfügbare Lebensmittel und Speisen, Gewürze und Genußmittel wurden weltweit transportiert, erprobt und entweder angenommen oder zurückgewiesen, insgesamt aber das Spektrum des genutzten Verzehrsfähigen in den letzten Jahrhunderten und Jahrzehnten wesentlich erweitert.
Mit der wissenschaftlich-technischen Revolution, die auch die Lebensmittelbereitstellung erweiterte, verbesserte und verbilligte, setzte gleichzeitig eine weitere Entwicklung ein, daß nämlich in den Industriestaaten ein umfangreiches und abwechslungsreiches Lebensmittelsortiment für die überwiegende Mehrheit der Bevölkerung zur Verfügung steht. Bei geringer Kaufkraft des einzelnen wird von diesem Angebot naturgemäß ein anderer Gebrauch gemacht als bei hoher Kaufkraft.
Jedenfalls tritt, wenn auch in unterschiedlicher Weise, an die Stelle des Hungers als Regulativ mit den wachsenden Bedürfnissen und Möglichkeiten im Gefolge der gesellschaftlichen Entwicklung zunehmend der Appetit, das mit der Stillung des Hungers verbundene spezielle Vergnügen am Verzehr ausgewählter Produkte, nach wie vor mit dem (meist unbewußten) Zweck der Deckung des physiologischen Energie- und Nährstoffbedarfs.
Das gibt sich durch sorgfältige Auswahl des Gerichtes auf der Speisekarte oder bei der Vorbereitung einer häuslichen Mahlzeit zu erkennen. Diese Einstellung kann sich im Laufe des Lebens entwickeln; der junge Mensch ißt häufiger noch aus Hunger oder aus einer Mischung von Hunger und Appetit, während beim älteren Menschen der Appetit oft auch ohne Hungergefühl zum Essen anregt; doch sind diese Verhaltensweisen durchaus fließend.

Tabelle 7
Anforderungen an Nahrung und Ernährung

- Wohlschmeckend, abwechslungsreich, sättigend, appetitlich, frisch zubereitet
- Hygienisch einwandfrei, arm an unerwünschten Bestandteilen, haltbar
- Preiswürdig
- Gesundheitsfördernd, bekömmlich
- Im Zubereitungsaufwand niedrig
- Nährstoffausreichend, energetisch angemessen
- Geistig-kulturellen Ansprüchen genügend
  im Haushalt:
  Tischpflege, Geschirr, Anordnung, Umgebung, Speisentemperatur
  in der Gaststätte:
  desgleichen, zusätzlich Service, Gesamtrahmen, Musik, Bekleidung, Ausstattung

Während also der Hunger — cum grano salis — das Bedürfnis nach irgend etwas zu essen signalisiert, stellt der Appetit das Verlangen nach einer bestimmten Kost oder Speise in den Vordergrund. Dabei verschieben sich die Ansprüche an Qualität und Quantität (Tabelle 1).
Als besondere Form des Appetits, als Eßlust, -gier oder -sucht bezeichnet, ist dasjenige Verlangen nach etwas Verzehrbarem zu bezeichnen, das nicht mehr der Sättigung, sondern — als spezielles Verlangen nach Süße, Kühle, Kremigkeit, alkoholischer Stimulation usw. — nur noch der Lustbefriedigung dient, aber keine oder nachteilige Bedeutung für den Energie- und Nährstoffbedarf besitzt. Der Bonbon, die Schokolade, das alkoholische Getränk, das Eis, das Stück Torte, der Keks, das alles häufig zwischen den Mahlzeiten verzehrt, stehen mit keinem physiologischen Bedürfnis, sondern nur mit einseitigem Hedonismus in Zusammenhang. Entsprechendes gilt auch für im Übermaß verzehrte Speisen üblicher Art.
Die Übergänge von Hunger zu Appetit und von Appetit zu dem als Eßlust, -gier oder -sucht bezeichneten einseitigen hedonistischen Verlangen sind sowohl semantisch als auch inhaltlich fließend. Auch im Hunger besteht Appetit, dann oft auf etwas Unerreichbares. Der Appetit ist vom Hunger nur bedingt zu trennen, er stellt ein bestimmtes Verlangen in den Vordergrund. Die Befriedigung des einseitigen hedonistischen Verlangens ist vom Appetit nicht zu trennen, die Unterschiede liegen im physiologischen Nutzen des Verzehrs. Diese Differenzierung ist in dieser Betrachtung aber unerheblich, weil wir die Frage nach der Motivation generell stellen. Diese Motivation dürfte sowohl bei der Reaktion auf Appetit als auch auf einseitiges hedonistisches Verlangen gleiche Wurzeln haben.
Ein Gesichtspunkt sei besonders herausgehoben: Hohe Kaufkraft kann bei der Deckung des Bedarfs an Konsumgütern und Dienstleistungen volkswirtschaftlich unerwünschte Konsequenzen haben im Hinblick auf übermäßige, nutzlose Anschaffungen oder Inanspruchnahme, auf die Vergeudung von Energie, Rohstoffen und Arbeitskraft, auf Übersättigung, z. B. mit Spielzeug, auf übermäßiges Verwerfen und Verschwenden von Industriegütern, auf ihren häufigen, unnötigen Wechsel usw. Dieser übermäßige Konsum hat aber im allgemeinen keine gesundheitlichen Nachteile. Anders ist es dagegen mit dem übermäßigen Konsum von Lebens- und Genußmitteln: Der menschliche Organismus kann auf übermäßige Zufuhr von Energie und Nährstoffen und damit auf die Überlastung bestimmter Stoffwechselfunktionen mit einer Störung des Stoffwechsels, der Homöostase, reagieren. Die Folge kann Leistungsabfall, Erkrankung, Frühinvalidität oder vorzeitiger Tod sein, weil chronische Überernährung die Entstehung und Verstärkung bestimmter chronisch-degenerativer Erkrankungen fördert.
Damit aber gewinnt die Frage nach der Motivation zur Wahl einer bestimmten Kost nicht nur eine ökonomische, sondern auch eine herausragende volksgesundheitliche Bedeutung und wird zur besonderen politischen Aufgabe. Denn die Frage nach dieser Motivation

Tabelle 8
Anforderungen an ein Lebensmittel

- Ästhetische Qualität: Farbe, Form, Struktur, Verpackung
- Sensorische Qualität: Aussehen, Geruch, Geschmack, Mundgefühl
- Hygienische Qualität: Unschädlichkeit, Haltbarkeit, Frische
- Gesundheitliche Qualität: Nährstoffgehalt, Ballaststoffgehalt, Bekömmlichkeit
- Preiswürdigkeit
- Verarbeitungsqualität; eingearbeitete Dienstleistungen
- Information über wesentliche Eigenschaften: Nährwert, Zusammensetzung, Gebrauchszweck, Zubereitungsempfehlung
- Stimulierende Wirkungen: Alkoholgehalt, Koffeingehalt, Gewürzgehalt

ist eine Voraussetzung für ihre Beeinflussung.
Die objektiven, handlungs- (sprich ernährungs-) determinierenden Umweltbedingungen im weitesten Sinn lassen sich verschiedenen Kategorien zuordnen. Sie bedingen die Möglichkeiten und Grenzen, die Voraussetzungen und Impulse für die Richtung des Ernährungsverhaltens, für die Motivation. Die die Ernährungsweise prägende Umwelt im weitesten Sinn, von der Landwirtschaft in ihrer Abhängigkeit von der geographisch-klimatischen Situation bis hin zu Lebensmittelindustrie, zu Handel, zu sozialer Struktur, Gesundheitsfürsorge, Bildung, Wissenschaft usw., ist in Tabelle 2 dargestellt. Diese Faktoren sind meist einem ständigen Wandel oder Wachstum unterworfen; sie gelten insgesamt für die Bevölkerung eines Territoriums.
Im Rahmen dieser allgemeinen Faktoren spielt die Situation in der Familie ihre spezielle, fortwirkende Rolle (Tabelle 3). Denn das Kind übernimmt bewußt oder unbewußt die Muster der Verhaltensweisen, Sitten und Gebräuche, Vorlieben und Abneigungen, Denk-, Urteils- und Kritikmodelle seiner Erzieher, auch in bezug auf die Ernährung, und bewahrt sie — mehr oder weniger modifiziert — als Grundlage lebenslangen eigenen Verhaltens.
In Tabelle 4 sind individuell wirkende Einflüsse zusammengestellt, die zum Teil von den familiären Faktoren nicht scharf zu trennen sind.
Sie dürften für die Motivationsprägung von besonderer Bedeutung sein.
Eine andere Kategorie handlungsdeterminierender Faktoren geht über die speziellen gesellschaftlichen, familiären und individuellen Umweltbedingungen hinaus und ist ganz allgemeiner Natur.

Tabelle 9
Ökonomische Faktoren

Kaufkraft; Sparbereitschaft
Preisstruktur
Struktur des Lebensmittel-, Genußmittel- und Speisenangebots
Struktur des Konsumgüterangebots
Struktur des Dienstleistungsangebots

Zu ihr rechnen wir die allgemeinen Ziele der Ernährung (Tabelle 5), den allgemeinen Zweck eines Einkaufs (Tabelle 6), die allgemeinen Anforderungen an Nahrung und Ernährung (Tabelle 7) sowie die allgemeinen Anforderungen an ein Lebensmittel (Tabelle 8). Diese Handlungsdeterminanten dürften der Motivation zur Wahl eines Produktes usw. jederzeit je nach Situation unmittelbar Richtung geben, wobei die allgemeinen ökonomischen Randbedingungen (Tabelle 9) ein besonderes Gewicht haben.

Die Motivation

Nach der Aufstellung der großen Zahl von handlungsdeterminierenden Faktoren, die in der Beziehung zwischen dem Menschen und seiner Ernährung ihre unterschiedliche Rolle spielen, stellt sich die Frage, wie und warum ein Mensch sich ständig oder spontan für eine bestimmte Ernährung, ein bestimmtes Gericht, ein bestimmtes Lebens- oder Genußmittel entscheidet, warum er sich so und nicht anders entscheidet, welche Motivation ihn bewegt.
Wir haben in Tabelle 10 ungewichtet eine alphabetische Skala von Motivationswerten* aufgestellt, die nach unserer Auffassung die ständige oder unmittelbare, individuelle und subjektive Entscheidung zum Kauf oder zum Verzehr eines Lebensmittels oder einer Speise lenken. Im folgenden werden diese Begriffe erläutert:

Absichtswert

Die rationale Grundlage der Entscheidung, der Besuch einer Gaststätte, die Bestellung eines Gerichtes, der Einkauf von Lebensmitteln für den Wochenspeiseplan, für die Bewirtung von Gästen, für die Ernährung eines kranken Familienmitgliedes usw.

Anreizwert

Vom Produkt ausgehende Wirkungen, die meist unmittelbar vor dem Kauf usw. entscheidend wirksam werden, sich u. U. über den Absichtswert hinwegsetzen und die Kauf- usw. Entscheidung in eine bestimmte Richtung lenken. Ursachen dafür können sein die Gestaltung des Produktes, die Angebotsform, die unmittelbare Werbung; unmittelbarer Zugriff oder Anblick, erleichterter Transport, Bevorratungseignung u. a.

Beliebtheitswert

Abgeleitet aus der Häufigkeit, mit der ein Produkt im Vergleich zu anderen Lebensmitteln meist wegen seines Wohlgeschmacks bevorzugt verzehrt wird.

Emotionswert

Gefühlsmäßige Motivation, entsprungen aus der Erinnerung an vergangene besondere Anlässe, an andere Lebenskreise, Auslandsreisen usw.

Erwartungswert

Die Erwartung eines bestimmten Gebrauchswertes, der Nützlichkeit oder der Appetitlichkeit, gekennzeichnet durch den erwarteten Genußwert, die erwartete Verwendbarkeit für einen bestimmten Zweck, die hygienische Unbedenklichkeit, Unverdorbenheit oder Haltbarkeit, Nährwert, Bekömmlichkeit, gesundheitsfördernde Eigenschaften. Der Erwartungswert ist abgeleitet aus der Erfahrung oder aus der Information.

Fehlinformationswert

Besonders in kapitalistischen Ländern anzutreffende Form der einseitigen Information, z. T. bis zur bewußten Irreführung, um ein bestimmtes Produkt oder eine Ernährungsweise besonders attraktiv durch Werbung oder pseudowissenschaftliche Veröffentlichungen erscheinen zu lassen, z. B. erkennbar an Slogans wie „Zucker ist Nervennahrung", „Pflanzenöle verursachen Krebs", „Butter führt zur Arteriosklerose", „Kost zur Entschlackung" oder „lebendige Nahrung"; dazu zählt auch, bestimmte Produktionsverfahren unbegründet als gesundheitsfördernd anzupreisen wie „organisch gedüngte Lebensmittel" u. ä.

* Durch die Bezeichnung „Wert" soll ausgedrückt werden, daß es sich bei den verschiedenen Begriffen der Tabelle 10 nicht nur um qualitative Aussagen handeln soll, sondern auch um quantitative Zuordnungen derart, daß der einzelne Begriff in der Prägung der Motivation, in der Auslösung der Entscheidung unterschiedliches Gewicht, unterschiedlichen „Wert" hat. Prinzipiell kann man an Stelle des „Motivationswertes" auch die Begriffe „Motiv" oder „Einzelmotiv" verwenden.

Tabelle 10
Faktoren der Motivation zum Kauf einer Speise oder eines Lebensmittels

Alphabetischer Katalog
- Absichtswert
- Anreizwert
- Beliebtheitswert
- Emotionswert
- Erwartungswert
- Fehlinformationswert
- Gebrauchswert
- Geltungs- (oder Imponier-)wert
- Genußwert
- Geschmackswert
- Gesundheitswert
- Gewohnheitswert
- Illusionswert
- Informationswert
- Nachahmungswert
- Neugierwert
- Sättigungswert
- Selbstbeherrschungswert
- Stimmungswert
- Suchtwert
- Tabuwert
- Vorurteilswert

Gebrauchswert

Nützlichkeit eines Lebensmittels oder einer Speise, Summe der Eigenschaften, die es zur Befriedigung subjektiver und objektiver Bedürfnisse geeignet machen wie Deckung des Energie- und Nährstoffbedarfs, Sättigung, Genußwert, Geschmackswert, Gesundheitswert.

Geltungs- (oder Imponier-)wert

Die Erscheinung, daß in Gaststätten auf billige oder preiswerte Gerichte und Getränke verzichtet wird und teure Produkte bevorzugt werden, und zwar nicht wegen der eigenen Vorliebe, sondern um der Begleitung oder dem Kellner zu imponieren. Der Geltungswert dürfte auch bei der häuslichen Bewirtung von Gästen eine Rolle spielen.

Genußwert

Subjektiver, individuell unterschiedlicher Maßstab zur sinnesphysiologischen Qualitätsbeurteilung eines Lebensmittels auf der Grundlage von Geschmack, Geruch, Farbe, Form, Struktur, Konsistenz, Temperatur, Größe, Mundgefühl, Wirkung.

Geschmackswert

Die Schmackhaftigkeit (untrennbar mit dem Aroma verbunden), der Wohlgeschmack oder der schlechte Geschmack einer Speise.

Gesundheitswert

Eine Form des Gebrauchswertes, aber auch eine des Erwartungswertes, nämlich die Erwartung, daß mit dem Verzehr einer Kost (im allgemeinen langfristig wirkend) gesundheitliche Effekte verbunden sind, etwa in der Säuglings-, Kranken-, Fettsüchtigen-, Diabetikerernährung, jedoch auch allgemein zu verstehen als der prophylaktische Wert einer Kost. Der Gesundheitswert ist vorwiegend mit einer Kost in Verbindung zu sehen, wenngleich im Rahmen einer vernünftigen Ernährungsweise auch bestimmten Lebensmitteln in Grenzen ein gesundheitlicher Wert zuerkannt werden kann.

Gewohnheitswert

Die bewußte oder unbewußte Bereitschaft, wohlbekannte Lebensmittel oder eine vertraute Kost ständig oder regelmäßig in die Ernährung einzubeziehen oder sie bevorzugt zu verwenden, resultieren aus langfristigen Umgebungs- und Erziehungseinflüssen. Dieser Wert kann alltäglich (Brot, Kaffee) oder zu besonderen Anlässen (Sonntagsbraten, Weihnachtsgans) wirken.

Illusionswert

Ein (im Vergleich zu üblichen, vergleichbaren oder ähnlichen Produkten) überhöhter oder irrationaler Erwartungswert, der durch den Gebrauchswert, den Genußwert, den Gesundheitswert oder die Logik nicht oder nur unvollkommen begründet ist, im allgemeinen mit der Bereitschaft, überhöhte Preise zu zahlen. Der Illusionswert kann aus Vorurteilen, einseitiger Information, aus Emotionen, aus religiösen Vorschriften u. ä. begründet und durch den Seltenheits- oder exotischen Wert, den Preis, die Werbung, die Verpackung, das Design, das Markenzeichen, durch Vorbild- oder Gruppenwirkung, die Umgebung (Gaststättenstufe) usw. gefördert werden.

Informationswert

Bewußt werdende Information über den Gebrauchswert eines Produktes, im Zusammenhang gesehen mit der vorhandenen Information über die Grundsätze einer zweckmäßigen Ernährung und über Zubereitungsmöglichkeiten.

Nachahmungswert

Die Bereitschaft zum Kauf eines Lebensmittels oder zur Bestellung einer Speise nach Vorbild, als Ersatz eigener Entscheidung oder Auswahl.

Neugierwert

Bereitschaft zum Erproben einer bis dahin unbekannten Speise, eines Rezeptes oder eines Lebensmittels.

Sättigungswert

Die physiologische[1] oder ökonomische Grenze im Verzehr bzw. im Konsum.

Selbstbeherrschungswert

Die Fähigkeit, aus verstandesmäßiger Einstellung den Kauf oder den Verzehr eines an sich anreizenden Produktes zu unterlassen.

Tabelle 11
Zuordnung der Motivationswerte zu ihren verschiedenen Wurzeln, nämlich

	biologische	psychologische	soziale	ökonomische
Absichtswert	+	+	+	+
Anreizwert	+	+		+
Beliebtheitswert		+	+	+
Emotionswert		+	+	
Erwartungswert	+	+	+	+
Fehlinformationswert		+	+	+
Gebrauchswert	+	+	+	+
Geltungs- oder Imponierwert		+	+	+
Genußwert	+	+	+	
Geschmackswert	+			
Gesundheitswert	+	+		
Gewohnheitswert		+	+	
Illusionswert		+		+
Informationswert		+		
Nachahmungswert		+	+	
Neugierwert		+		
Sättigungswert	+			
Selbstbeherrschungswert		+	+	
Stimmungswert		+		
Suchtwert	+	+		
Tabuwert		+	+	
Vorurteilswert		+		

Stimmungswert

Der psychische Zustand, der in der Entscheidungsphase besteht wie Euphorie, Gehemmtheit, Bedrückung, Frustration.

Suchtwert

Durch den Verstand oder durch Sättigung nicht oder nur unvollkommen beherrschbarer (krankhafter) Trieb zum übermäßigen Verzehr eines Lebens- oder Genußmittels auf Grund besonderer geschmacklicher oder stimulierender Eigenschaften, unter Umständen mit ungünstigen gesundheitlichen Folgen.

Tabuwert

Die im allgemeinen als gesellschaftliche Norm begründete individuell übernommene Ablehnung eines Produktes aus religiöser Vorschrift, Gruppennorm, Fehlinformation, Ernährungsfanatismus u. a.

Vorurteilswert

Individuelle, verstandesmäßig nicht begründbare, im allgemeinen negative Bewertung eines Produktes, die trotz ausgeprägten Gebrauchs- und Genußwertes zu Gebrauchsverzicht oder -einschränkung führt.

[1] Die Definition der „physiologischen Sättigung" bereitet besondere Schwierigkeiten. Objektiv handelt es sich dabei in erster Linie um die ausreichende Zufuhr an Energie, dem Energieverbrauch entsprechend. Jedoch verfügt der Mensch nicht über zuverlässig wirkende Stoffwechselsignale, die ihm die Sättigung rechtzeitig und ausreichend bewußt werden lassen. Er hat vielmehr die Fähigkeit, (unter Umständen weit) über die Sättigung hinaus Energie aufzunehmen. (Daraus resultiert die verbreitete Überernährung.) Gleiches gilt für die Stillung des Durstes: Verglichen mit dem physiologischen Wasserbedarf, können aus einseitigen hedonistischen Gründen übermäßige Flüssigkeitsmengen (Bier, alkoholfreie Erfrischungsgetränke) getrunken werden.

Es liegt in der Natur der Sache, daß diese Definitionen keine klare Abgrenzung der einzelnen „Werte" bedingen, die Übergänge sind fließend. In jedem Fall wird klar, wie kompliziert die Prozesse sind, die auf die unmittelbare Entscheidung zum Verzehr einwirken.
Es ist zu diskutieren, ob weitere Wertmaßstäbe neue, wesentliche Gesichtspunkte einbringen, z. B. der Ästhetische Wert, der Ermüdungs- oder Übersättigungswert (die Abneigung gegen Wiederverzehr eines Produktes nach zu häufigem Gebrauch), der Hedonistische Wert (als qualitatives oder quantitatives Verlangen nach Lustbefriedigung), der Gewöhnungswert (die kritiklose Fortsetzung einer Ernährungsweise aus Gewohnheit, Unbeweglichkeit oder Bequemlichkeit), der Intoleranzwert (der Zwang nach Konformismus in einer Gruppe oder einer Familie, wobei die Vorlieben etwa des Vaters der Familie gegen deren Wunsch aufgezwungen werden) der Querulanzwert (die sachlich nicht begründbare inkonsequente und emotionale Kritik an einem Produkt mit Auswirkung auf die Kaufentscheidung), der Trotzwert, das Beharren auf einem einmal eingenommenen Standpunkt gegen bessere Argumente oder Einsichten.

Tabelle 12
Unterteilung der Motivationswerte nach vorwiegend

äußeren objektiven Reizen	inneren subjektiven Impulsen
Anreizwert	Absichtswert
Gebrauchswert	Beliebtheitswert
Genußwert	Emotionswert
Geschmackswert	Erwartungswert
Gesundheitswert	Fehlinformationswert
Informationswert	Geltungs-(Imponier-)wert
Sättigungswert	Gewohnheitswert
	Illusionswert
	Intoleranzwert
	Neugierwert
	Selbstbeherrschungswert
	Stimmungswert
	Suchtwert
	Tabuwert
	Vorurteilswert

Versuche zur Hierarchisierung der Motivationswerte

In Tabelle 11 werden die Motivationswerte gemäß Tab. 10 den verschiedenen — biologischen, psychologischen, sozialen und ökonomischen — Wurzeln des Ernährungsverhaltens zugeordnet. Die Tatsache, daß mit wenigen Ausnahmen jeder einzelne Motivationswert von mehr als einer dieser Kategorien abzuleiten ist, unterstreicht die generelle Kompliziertheit der Motivationsstruktur.
In Abbildung 1 wird eine Ordnung der Motivationswerte abgeleitet im Hinblick auf Komplexe, die auf eine Kauf- oder Verzehrsentscheidung einwirken,

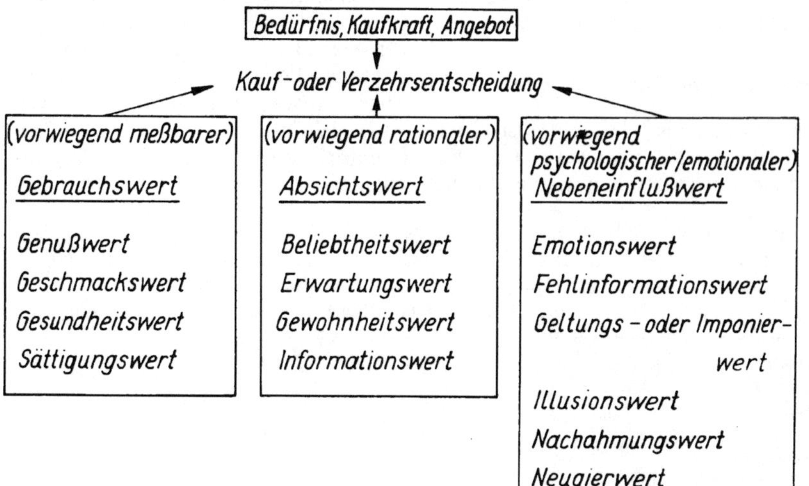

Abb. 1. Nach Komplexen geordnete Motivationswerte zur Kauf- oder Verzehrsentscheidung

Tabelle 13
Durch gesellschaftliche Maßnahmen möglich erscheinende Einflußnahme auf die Motivation bezüglich

- Anreizwert
- Gebrauchswert
- Genußwert
- Geschmackswert
- Gesundheitswert
- Informationswert
- Sättigungswert

Durch Veränderung im Bewußtsein möglich erscheinende Einflußnahme auf die Motivation bezüglich

- Absichtswert
- Beliebtheitswert
- Emotionswert
- Erwartungswert
- Geltungs- oder Imponierwert
- Gewohnheitswert
- Illusionswert
- Nachahmungswert
- Neugierwert
- Selbstbeherrschungswert
- Stimmungswert
- Suchtwert
- Tabuwert
- Vorurteilswert

auf der Grundlage eines (meßbaren) Gebrauchswertkomplexes, eines Komplexes der rationellen Absicht sowie weiterer psychologischer/emotionaler Nebeneinflußwerte. Auch in diesem Fall sind die Grenzen fließend.
In Tabelle 12 werden die Motivationswerte unterteilt nach vorwiegend äußeren objektiven Reizen und nach vorwiegend inneren subjektiven Impulsen. Eine andere Art der Ordnung orientiert sich danach, ob die Motivation durch gesellschaftliche Maßnahmen oder aber durch Veränderung im Bewußtsein (und damit im Handeln) von Gruppen und Individuen stärker beeinflußbar sein könnte (Tabelle 13).
Schließlich werden in Tabelle 14 potentielle Wege zur Beeinflussung einiger Motivationswerte skizziert. Entscheidend dürfte die Verbesserung der Qualität und Information sein. Es ist denkbar, daß der Anreizwert kurzfristig und wirksam, und zwar durch die gezielte Gesamtangebotssituation (Verpackung, Farbe, Form, Größe, Ort, Umgebung, Werbung, Preis usw.), beeinflußt wird. Wenn es gelänge, in wissenschaftlichen Fortschritten den Sättigungswert eines Produktes (ohne Erhöhung der energetischen Konzentration) wesentlich anzuheben, ergäbe sich ein aussichtsreicher Weg.

Tabelle 14
Potentielle Wege zur Beeinflussung einiger Motivationswerte

	kurzfristig	langfristig
Anreizwert	Werbung, Verpackung Angebotssituation	
Beliebtheitswert		Qualitätsverbesserung Erfahrung, Werbung, Gewöhnung
Erwartungswert	Erfahrung Information	Erfahrung Information
Gebrauchswert Genußwert Geschmackswert		Qualitätsverbesserung
Gesundheitswert	Information	Zusammensetzung Information
Informationswert	Information Erziehung Erfahrung	Information Erziehung Erfahrung

Zusammenfassung; Konsequenzen

Insgesamt erscheint die Beeinflussung der dem Ernährungsverhalten zugrunde liegenden Motivation auf Grund der Vielschichtigkeit der Wurzeln und Faktoren als ungewöhnlich komplizierte Aufgabe. Dem entspricht z. B. die ausgeprägte Erfolgslosigkeit, die mit dem Versuch zur Behebung von Überernährung und resultierender Fettsucht verbunden ist. Offenbar fehlen Kenntnisse und Erfahrungen, wo und wie in einer bestehenden Motivationsstruktur lenkend und dauerhaft verändernd so eingegriffen werden kann, daß Gesundheit und Hedonismus in gleicher Weise berücksichtigt und befriedigt werden. Eine Veränderung müßte die Resultante verbesserter Information, Erziehung und Erfahrung sowie veränderter Qualität und Preise der Produkte sein und über intellektuell, emotionell, sensorisch, ökonomisch und modisch wirkende Signale (Tabelle 15) angestrebt werden. Folgt man dem in Abbildung 2 skizzierten Postulat für Wechselbeziehungen motivationsbeeinflussender Faktoren, so würden sich im Anreizwert besondere Möglichkeiten zur Beeinflussung bieten.
Als Konsequenzen aus dieser Betrachtung lassen sich folgende Thesen ableiten:
- Die der Motivation zur Ernährung zugrunde liegenden handlungsdeterminierenden biologischen, psycho-

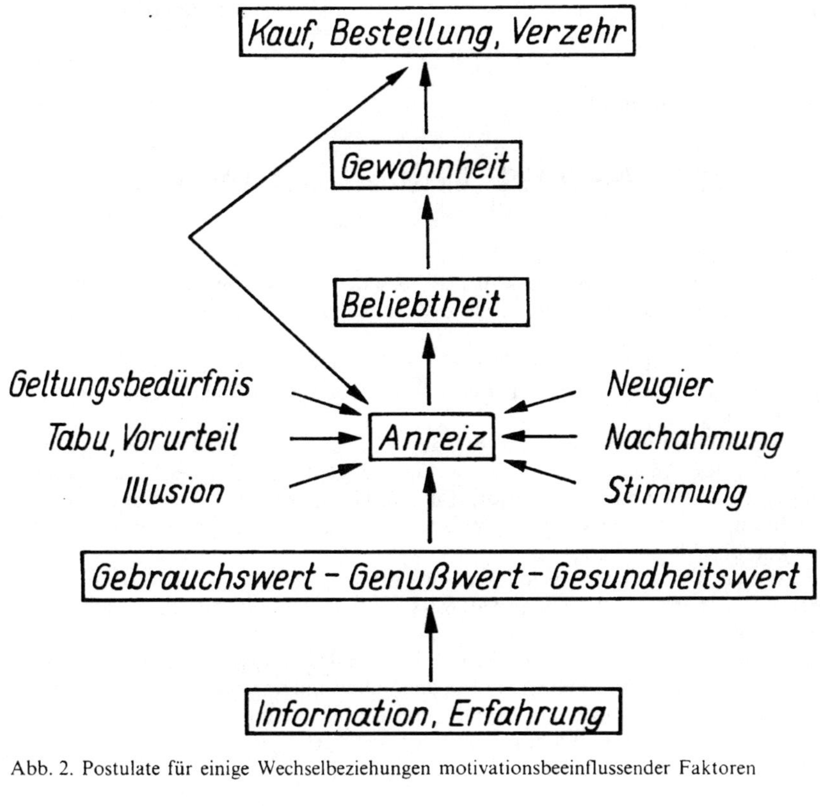

Abb. 2. Postulate für einige Wechselbeziehungen motivationsbeeinflussender Faktoren

Tabelle 15
Möglichkeiten zur Beeinflussung über

- intellektuell
- emotionell
- sensorisch (olfaktorisch, gustatorisch, visuell, akustisch, thermisch)
- ökonomisch
- modisch

wirkende Signale

logischen, sozialen und ökonomischen Bedingungen und Antriebe (Energie- und Nährstoffbedürfnisse, Hunger, Appetit und einseitiger Hedonismus, historische, Umwelt-, familiäre und individuelle Kategorien) werden zusammengestellt. Es wird der Versuch zur Definition, Beschreibung und Einordnung der einzelnen auf die Gesamtmotivation einwirkenden Motivationswerte gemacht. Hierarchien dieser Werte werden aufgestellt.

— Die die Ernährungsweise auslösenden Motivationswerte sind vielschichtig und wirken in komplizierter, unübersichtlicher und unbekannter Weise miteinander oder gegeneinander. Diese Motivationsstrukturen in ihrer Kontinuität, Statik und Dynamik sind wissenschaftlich bisher wenig untersucht worden. Ihre vertiefte Kenntnis könnte Ansätze für eine gezielte Beeinflussung geben.
— Derartige Überlegungen zur Analyse von Motivationsstrukturen in der Ernährung dürften verallgemeinerungsfähig sein, z. B. im Hinblick auf den Kauf eines Konsumgutes, die Auswahl einer Reise, aber auch bezüglich der Wahl eines Berufes oder der Partnerwahl.

Literaturhinweise

Cabanac, M.: Physiological Role of Pleasure. Science **173** (1971) 1103

Clauss, G. (Herausg.): Wörterbuch der Psychologie. VEB Bibliographisches Institut, Leipzig, 1978

Cytawa, J. and W. Trojniar: Hedonesthesia: The Nervous Process Determining Motivated Ingestive Behavior. Acta Neurobiol. exp. **38** (1978) 138

Eichhorn, W.: Wörterbuch der Marxistisch-Leninistischen Soziologie. Dietz Verlag, Berlin, 1969

Fabiunke, G., O. Grunewald und J. Lehm: Verkaufspsychologie. Verlag Die Wirtschaft, Berlin, 1974

Foley, C., A. A. Hertzler and H. L. Anderson: Attitudes and Food Habits – A Review. J. Am. Dietet. Assoc. **75** (1979) 13

Garrow, J. S. (Rapporteur): Pathology of Eating. Group Report. In: Appetite and Food. T. Silverstone (Ed.). Abakon Verlagsgesellschaft, Berlin-West, 1976, S. 405

Holzkamp-Osterkamp, U.: Grundlagen der psychologischen Motivationsforschung I. Campus Verlag, Frankfurt/M., New York, 1976

Hörz, H.: Wörterbuch der Philosophie und Naturwissenschaften. Dietz Verlag, Berlin, 1978

Karli, P.: Neurophysiologie der Motivationsprozesse. Persönl. Mitteilung W. Rüdiger, 1979

Ketz, H.-A. (Herausg.): Grundriß der Ernährungslehre. VEB G. Fischer, Jena, 1978

Klaus, G. und M. Buhr: Philosophisches Wörterbuch. VEB Bibliographisches Institut, Leipzig, 1970

Neuloh, O. und H.-J. Teuteberg: Ernährungsverhalten im Wohlstand. Schöning, Paderborn, 1979

Parygin, B. D.: Grundlagen der sozialpsychologischen Theorie. VEB Deutscher Verlag der Wissenschaften, Berlin, 1975

Penick, S. B., R. D. L. Filion, S. Fox and A. J. Stunkard: Behavior Modification in the Treatment of Obesity. Psychosom. Med. **33** (1971) 49

Pudel, V.: Zur Psychogenese und Therapie der Adipositas. Springer Verlag, Berlin-Heidelberg-New York, 1978

Reaburn, J. A., M. Krondl and D. Lau: Social Determinants in Food Selection. J. Am. Diet. Ass. **74** (1979) 637

Redman, B.-J.: Consumer Behavior: Theory and Applications. AVI Publ. Co., Westport, USA, 1979

Rottländer, R. C. A.: Der Speisezettel der Steinzeitbauern war erstaunlich reichhaltig. Umschau **79** (1979) 752

Rozin, P.: Psychobiological and Cultural Determinants of Food Choice. In: Appetite and Food. T. Silverstone (Ed.). Abakon Verlagsgesellschaft, Berlin-West, 1976, S. 285

Rozin, P.: The Significance of Learning Mechanisms in Food Selection: Some Biology, Psychology and Sociology of Science. In: Learning Mechanisms in Food Selection. L. M. Barker, M. R. Best, M. Domjan (Ed.). Baylor University Press, 1977, S. 557

Rüdiger, W. (Herausg.): Probleme der Physiologie des Gehirns. (S. 187: Zur Hirnphysiologie der Motivation). VEB Verlag Volk und Gesundheit 1965

Rüdiger, W. (Herausg.): Lehrbuch der Physiologie, Teil II. VEB Verlag Volk und Gesundheit, 1978, S. 762

Shack, D. N.: Taster's Choice: Social and Cultural Determinants of Food Preferences. In: Diet of Man: Needs and Wants. J. Yudkin (Herausg.), Appl. Science Publ. Ltd., London, 1978

Simonow, P. W. (übers. und herausgegeben von W. Rüdiger): Widerspiegelungstheorie und Psychophysiologie der Emotionen. VEB Verlag Volk und Gesundheit, Berlin, 1975

Speigner, W.: Vom Motiv zum Handeln. Dietz Verlag, Berlin, 1980

Stunkard, A. J.: From Explanation to Action in Psychosomatic Medicine. The Case of Obesity. Psychosom. Med. **37** (1975) 195

Tembrock, G. (Herausg.): Wörterbücher der Biologie. Verhaltensbiologie. VEB G. Fischer, Jena, 1978

Teuteberg, H. J.: Die Einwirkung sozialer und kultureller Faktoren auf das Ernährungsverhalten – ein wissenschaftsgeschichtlicher und systemtheoretischer Überblick. Ern.-Umschau **21** (1974) 40

Tremolières, J.: A Proposed Scheme for Food Behaviour. Bibl. Nutr. Diet. **17** (1972) 144–153

Wooley, S. C. (Rapporteur): Psychological Aspects of Feeding. Group Report. In: Appetite and Food. T. Silverstone (Ed.). Abakon Verlagsgesellschaft, Berlin-West, 1976, S. 332

Prof. Dr. H. Haenel
Zentralinstitut für Ernährung
der AdW der DDR
Potsdam-Rehbrücke

Neu im Buchhandel:

Ernährungs- und Lebensmittellehre

Eine Einführung, 6. verbesserte Auflage.
Erarbeitet von einem Autorenkollektiv, erschienen 1980 im VEB Fachbuchverlag Leipzig, 488 Seiten mit 64 Bildern und 89 Tabellen, Preis 28,— M (in der DDR 19,—).
Wer sich mit Fragen der praktischen Ernährung befassen muß oder möchte, dem wird mit dem vorliegenden Buch eine leicht verständliche Einführung an die Hand gegeben.
Im ersten Teil „Ernährungslehre" werden Grundnährstoffe, Mineralstoffe und Vitamine, ihre Anwendung und Bedeutung für den menschlichen Organismus (einschließlich Verdauung, Resorption und Stoffwechsel) erläutert. Nach Darlegung einer praktischen Kostplangestaltung folgt die Erörterung einer zweckmäßigen Ernährungsweise.
Im zweiten Teil „Lebensmittellehre" werden Eigenschaften und Zusammensetzung der Lebensmittel behandelt sowie ihre Bedeutung für die Speiseplangestaltung.
Die Darstellung des Stoffes wird den Ansprüchen des Leserkreises in der Gemeinschaftsverpflegung, im Handel und in der Lebensmittelindustrie gerecht. Aber auch Ärzten, Diätassistenten, Ernährungstechnikern und Kochinstrukteuren kann der Erwerb dieses Buches empfohlen werden.

F. Baum

G. Wolf

Neuere Erkenntnisse über die physiologische Chemie des Vitamin A

Obwohl das Vitamin A als erstes Vitamin entdeckt und erkannt wurde, besteht bis heute über seine genaue biochemische Wirkung noch keine gesicherte Kenntnis. Zwar weiß man sehr viel über seine physiologischen Wirkungen, doch kann man diese noch nicht mit Sicherheit auf entsprechende biochemische Grundlagen zurückführen, mit Ausnahme seiner Funktion beim Sehvorgang in der Netzhaut des Auges, dessen biochemischer Mechanismus durch die Arbeiten von G. Wald [1] aufgeklärt wurde.

Funktionen des Vitamin A

Vom physiologischen Standpunkt gesehen, gibt es vier ganz unterschiedliche Funktionen des Vitamin A im Organismus:

1. Beim Sehvorgang, wo nur der Vitamin-A-Aldehyd (Retinal) (siehe Abbildung 1) in den lichtsensitiven Stäbchen der Netzhaut wirkt.
2. Bei der Erhaltung der Reproduktionsfähigkeit:
   a) beim männlichen Geschlecht für die Spermatogenese;
   b) beim weiblichen Geschlecht zur Entwicklung des Embryos.

   Nur Retinol (Abbildung 1) wirkt in beiden Fällen, Retinoinsäure ist unwirksam.

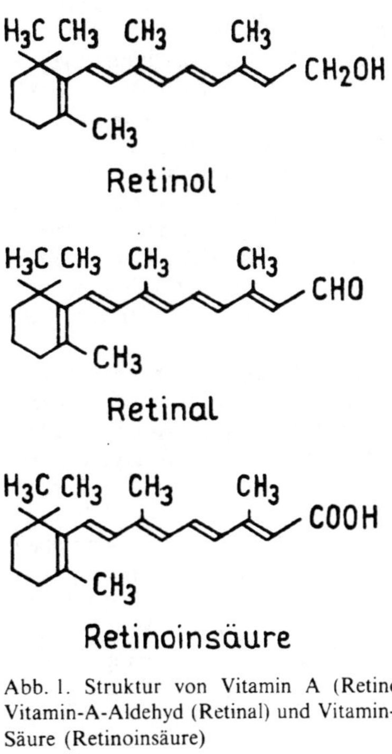

Abb. 1. Struktur von Vitamin A (Retinol), Vitamin-A-Aldehyd (Retinal) und Vitamin-A-Säure (Retinoinsäure)

3. Bei der Entwicklung der Knochen. Die Funktionsweise des Vitamin A ist noch unklar, man weiß nur, daß sich unter Vitamin-A-Mangel bei jungen, wachsenden Tieren die Knochen verdicken, so daß sekundär auch Störungen der Nervenfunktion auftreten können, wenn Nervenkanäle durch Knochenüberwuchs verengt werden.
4. Bei der Erhaltung von Epithelien. Die Epithelien sind die Gewebe, die alle äußeren und inneren Oberflächen des Körpers bedecken, z. B. in den respiratorischen Organen, im Verdauungstrakt und Urogenitalsystem, auf der Hornhaut des Auges und der Haut. In allen diesen Geweben kann Mangel an Vitamin A zu lokalen Keratinisierungen führen: die kubischen Zellen des normalen Epithels verflachen sich, besonders die der äußersten Oberfläche. Sie füllen sich mit Keratin, verlieren schließlich ihren Zellkern, sterben und werden abgestoßen. Dieser Prozeß ist reversibel: Wenn man Stücke der Haut von Kükenembryos mit einem Überschuß von Vitamin A behandelt, wandeln sich die normalerweise keratisierenden Zellen in säulenartige Epithelzellen um. Das kann so weit gehen, daß sie schließlich Schleim sekretieren. Wenn diese Zellen dann in ein Vitamin-A-freies Medium umgesetzt werden, kehrt sich dieser Prozeß wieder um, und es entstehen in kurzer Zeit wieder die normalen keratinproduzierenden Hautzellen. Sowohl Retinol als auch Retinoinsäure sind in diesem System aktiv.

Funktionsmechanismus

Es gibt zur Zeit zwei Theorien, die die Funktion von Vitamin A bei der Erhaltung von Epithelien verständlich machen. Die erste Theorie zieht Parallelen zum heute bekannten biochemischen Wirkungsmechanismus der Steroidhormone: wenn das Hormon in die Zelle eintritt, wird es von einem spezifischen Rezeptorprotein gebunden. Es wird so zum Zellkern transportiert, wo sich eine bestimmte Bindestelle für das Rezeptorprotein befindet. Die Bindung des Hormons — zusammen mit dem Rezeptorprotein — an ein Chromosom löst dann die Synthese einer neuen Messenger-RNS (Ribonukleinsäure) aus. Nach entsprechenden Befunden mit Vitamin A wird Retinol im Blutplasma von einem spezifischen Trägerprotein (Retinolbindendes Protein, RBP) gebunden und zu den Wirkungszellen transportiert. Dort wird das RBP an der Zelloberfläche gebunden. Das Retinol tritt in die Zelle ein und wird an ein weiteres spezifisches Rezeptorprotein (Cellular retinol-binding protein, cRBP) gebunden [2].
Man hat das Retinol, an cRBP fixiert, auch am oder im Zellkern und in den Mitochondrien gefunden. Diese Parallelität mit dem biochemischen Wirkungsmechanismus der Steroidhormone stützt die „hormonale" Theorie des Funktionsmechanismus von Vitamin A.
Die zweite Theorie des biochemischen Funktionsmechanismus von Vitamin A wurde in Zusammenarbeit mit meinem früheren Kollegen De Luca entwickelt [3].
Wir haben gefunden, daß beim Vitamin-A-Mangel die Synthese einer Anzahl spezifischer Glykoproteine in Epithelien gehemmt wird, z. B. in der Hornhaut, der Darmschleimhaut und der Luftröhre. Die Leber ist besonders interessant, weil sie bis jetzt nur als Speicherorgan für Vitamin A galt. Bei Hamstern mit Vitamin-A-Mangel ist die Aufnahme der Mannose in Glykoproteine der Leber um 70% reduziert, ohne daß der Mannosespiegel verändert war. An Ratten, die noch keine ausgeprägten Vitamin-A-Mangelsymptome zeigten außer daß sie Gewichtsstillstand aufwiesen, konnten wir zeigen, daß die Konzentration eines Glykoproteins im Blutplasma, welches in der Leber synthetisiert wird, um 30% erniedrigt war. Dieses Glykoprotein konnte gereinigt und als das bekannte Plasmaprotein α_1-Makroglobulin identifiziert werden [4].

Vitamin A und Glykoproteinsynthese

Wie kann man sich nun einen Zusammenhang zwischen einer fettlöslichen Substanz wie Vitamin A und der Synthese von Glykoproteinen vorstellen? Zucker (wie Glukose, Mannose, Galaktose) oder Hexosamine werden für den Einbau in Glykoproteine zu Nukleotidzuckern aktiviert. Diese Aktivierungsreaktion findet im Zellplasma statt, während die Synthese der Glykoproteine aus Proteinen und aktivierten Zuckern im Innern der Kanäle des endoplasmatischen Retikulums erfolgt. Dazu müssen die Zucker durch

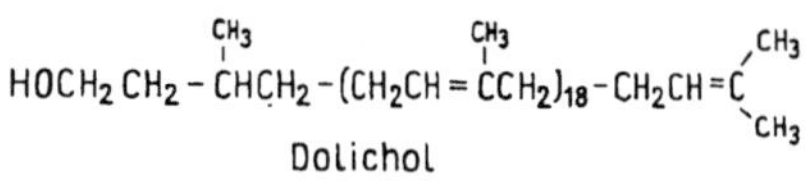

Dolichol

Abb. 2. Struktur des ungesättigten Alkohols Dolichol

die Membranen des Retikulums transportiert werden ohne ihre Aktivierungsenergie zu verlieren: Der als Nukleosiddiphosphat aktivierte Zucker wird mit dem Phosphatester einer fettlöslichen Substanz umgeestert, passiert als Zukkerphosphat eines (fett-löslichen) Alkohols die Retikulum-Membran und reagiert mit Asparagin (einer Aminosäure des Proteins) oder mit anderen Zuckern, die schon im Glykoprotein eingebaut sind.
Ein ungesättigter und aus 20 Isoprenresten bestehender Alkohol, genannt „Dolichol" (siehe Abbildung 2), reagiert auf solche Weise in vielen tierischen Geweben. Andere, ähnlich aufgebaute polyisoprenoide Alkohole, die aus einer kleineren Anzahl von Isoprenresten bestehen, wirken auf ähnliche Weise bei Pflanzen und Mikroorganismen. Retinol (Vitamin A), ein Isoprenol aus 4 Isoprenresten, reagiert nun auf gleiche Art in bestimmten Geweben mit verschiedenen Zuckern (siehe Abbildung 3).
Wir konnten zeigen, daß die Reaktion Retinolphosphat + aktivierte Mannose → Mannose-Retinolphosphat (Abbildung 3, Reaktion b) in der Leber der Ratte stattfindet. Sowohl Retinolphosphat als auch Mannosylretinolphosphat konnte aus Rattenleber und Darmschleimhaut mittels Hochdruckflüssigkeitschromatographie isoliert werden. Den Beweis für Reaktion c (Abbildung 3) haben wir noch nicht, jedoch gibt es bereits Hinweise dafür. Es ist daher sehr wahrscheinlich, daß Vitamin A als Zuckerphosphatester an der Biosynthese bestimmter Glykoproteine beteiligt ist.
Die nächste Aufgabe ist es, eine Beziehung zwischen den Glykoproteinen und der Differenzierung von Epithelzellen zu finden. Glykoproteine, besonders die auf der Zelloberfläche, sind mit dem Vorgang der Zellteilung eng verbunden und könnten daher die Differenzierung von Zellen in normale Epithelzellen oder keratinisierende Zellen beeinflussen. Ein besonders interessantes Beispiel dafür kommt aus dem Bereich der Krebsforschung und seiner Beziehung zum Vitamin A.

Vitamin A und Krebs

Es wurde schon vor vielen Jahren entdeckt, daß Vitamin A einen Einfluß auf die Karzinogenese hat. Morphologisch gesehen, hat die Umwandlung (Metaplasie) der normalen kubischen Epithelzellen in flache, keratinisierende Zellen beim Vitamin-A-Mangel große Ähnlichkeit mit dem frühen, noch reversiblen Stadium der Karzinogenese (pre-neoplastisches Stadium). So konnte bei einer Anzahl von Epithelien aus Lunge, Blase oder Dickdarm die von einem Kanzerogen erzeugte Metaplasie durch Vitamin-A-Behandlung rückgängig gemacht werden.
Tierversuche zeigten, daß das Vitamin A bei Epithelien die Wirkung von Kanzerogenen in einem bestimmten Maße hemmen konnte. Interessant ist, daß Arbeiten in der Epidemiologie bei Menschen auch auf anti-karzinogene Eigenschaften von Vitamin A hindeuten. So wurde zum Beispiel von Bjelke [5] gefunden, daß bei 8278 45jährigen oder älteren Männern, deren Eß- und Rauchgewohnheiten über einen Zeitraum von 5 Jahren beobachtet wurden, das Risiko an Lungenkrebs zu erkranken, bei starken Rauchern mehr als zweimal so groß ist, wenn sie eine geringere als normale Vitamin-A-Aufnahme haben (Tabelle 1). Ebenso fanden Mettlin und Mitarbeiter [6] an 292 Lungenkrebspatienten, daß bei den Zigarettenrauchern das Risiko, an Lungenkrebs zu erkranken, 1,7mal so groß war, wenn sie 750 µg Retinol (Vitamin A) oder weniger, als wenn sie 1250 µg Retinol (oder mehr) täglich verzehrten.
Aus beiden Untersuchungen scheint hervorzugehen, daß Vitamin A die Entwicklung von Raucher-Lungenkrebs vermindert. Man muß aber sehr vorsichtig in der Beurteilung solcher retrospektiver Untersuchungen sein. Erst prospektive Versuche, mit gut kontrollierten Vitamin-A-Aufnahmen, könnten als Beweis dafür angesehen werden, daß eine hohe Vitamin-A-Aufnahme gegen eine Lungenkrebsentstehung durch Zigarettenrauch wirksam ist.
Aus dem vorher dargelegten ergibt sich die Frage, ob das Vitamin A im Überschuß, wie etwa ein Arzneimittel, gegen das sich entwickelnde Karzinom wirkt, oder ob der Mangel an Vitamin A die Empfindlichkeit der Epithelzellen gegen das Kanzerogen erhöht. Nettesheim und Williams [7] instillierten in die Lungen von Ratten eine Suspension des Kanzerogens Methylcholanthren. Nach 16 Wochen zeigten sich Knötchen in den Lungen, die Vorläufer von Karzinomen darstellen.
Ratten mit mäßigen Mengen von Retinolazetat oder Retinoinsäure in der Diät bildeten genau so viele Knötchen wie Ratten mit Retinolazetat oder Retinoinsäure im Überschuß, während die Ratten ohne Vitamin-A-Gabe eine wesentlich größere Anzahl Knötchen bildeten. Das beweist, daß die Empfindlichkeit zur Karzinogenese in der Mangelratte größer ist als in der normalen Ratte (Tabelle 2). Die Vitamin-A-Mangelgruppe bestand nicht aus kranken Tieren. Diese hatten vielmehr noch nachweisbare Mengen von Vitamin-A-

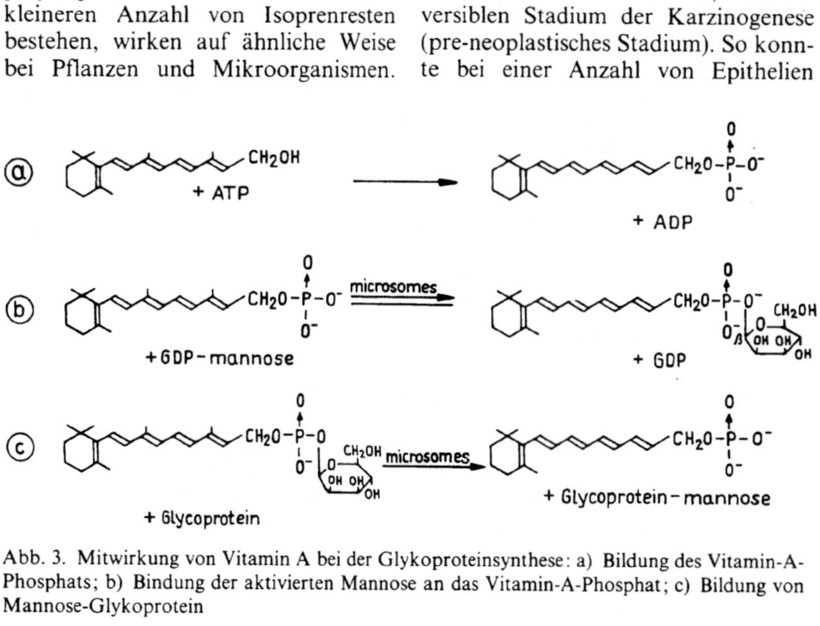

Abb. 3. Mitwirkung von Vitamin A bei der Glykoproteinsynthese: a) Bildung des Vitamin-A-Phosphats; b) Bindung der aktivierten Mannose an das Vitamin-A-Phosphat; c) Bildung von Mannose-Glykoprotein

Tabelle 1
Auftreten von Lungenkrebs je 1000 Männer innerhalb von fünf Jahren in Abhängigkeit von der Vitamin-A-Aufnahme (Vitamin-A-Index) und der Höhe des Zigarettenrauchens [5]

Zigarettenraucher	Höhe des Vitamin-A-Indexes		Relatives Risiko
	<5	≧5	≧5: <5
≧20 Zigaretten	21,0	7,4	0,35
1—19 Zigaretten	12,8	5,7	0,44
Ex-Raucher	6,1	1,5	0,25
Alle Raucher	10,6	4,2	0,40
Nichtraucher	1,1	1,2	1,01
Alle Probanden	7,3	2,8	0,38

Reserven in der Leber. Andererseits gibt es viele Arbeiten, die zeigen, daß ein Überschuß von Vitamin A oder Vitamin-A-Derivaten (Retinoide genannt) die Krebsentwicklung verhindern können. Beides schließt jedoch nicht einander aus: Vitamin-A-Mangel kann zur Erhöhung der Krebsbereitschaft von Epithelgewebe führen, während Vitamin-A-Überschuß die Transformation vom normalen zum bösartigen Epithel verhindert.

Zusammenhang zwischen Kanzerogenen und Glykoproteinen

Wie können nun die Kanzerogene mit den durch Vitamin A beeinflußten Glykoproteinen in Zusammenhang gebracht werden? Ein Protein, genannt LETS-Protein oder Fibronektin, wurde vor einigen Jahren an der Zelloberfläche von Zellen aus vielen verschiedenen Geweben entdeckt [8]. Es hat ein Molekulargewicht von 210000, existiert aber in vivo als Dimer, zusammengehalten von Disulfid-Gruppen. Es ist ein Glykoprotein mit 7% Kohlenhydratanteil. Es ist notwendig für das Aneinanderhaften der Zellen, besonders in Gegenwart von Kollagen, wobei es ein starkes fibrilläres Netzwerk zwischen den Zellen bildet. Sein Gehalt auf der Zellmembran ist bei der Tumorzelle deutlich geringer als bei der gesunden Zelle. Sowohl eine Virusinfektion als auch eine Kanzerogenese kann den Verlust des Fibronektins bewirken. Die Zellen wachsen dann ohne die Kontakthemmung des Glykoproteins.

In eigenen Untersuchungen wurden Papillome und Karzinome auf der Haut von Mäusen mit Methylcholanthren induziert. Das Kanzerogen wurde einmal angewandt und die Tumoren dann mit wöchentlicher Anwendung eines „Promoters“ (Phorbol-Ester) entwickelt. Zur gleichen Zeit wie der Promoter wurde auch Retinoinsäure auf die sich entwickelnden Tumoren gepinselt. Als Kontrolltumoren dienten solche, die keine Retinoinsäure erhielten. Die Ausbeute von Tumoren war viel kleiner bei den Tieren, die mit Retinoinsäure behandelt wurden.

Die Tumoren wurden entweder im frühen Stadium (Papillome) oder später (als Karzinome) herausgeschnitten und in einem Medium mit markierten Substraten inkubiert. Die Glykoproteine wurden mit radioaktiven Zuckern, die Zelloberflächenproteine mit radioaktivem Jod und Laktoperoxydase markiert. Die Proteine wurden dann isoliert und weiter gereinigt. Hierzu diente die für Glykoproteine hochspezifische starke Adsorption an Kollagen oder Gelatine. Danach erfolgte eine Gelscheibenelektrophorese. Es wurde ein Zucker- und Jod-markiertes Glykoprotein isoliert, das ein Molekulargewicht von ungefähr 400000 hatte. Nach Behandlung mit Dithiothreitol, das die Disulfid-Gruppen spaltet, war das Molekulargewicht auf 200000 gesunken. Dieses Glykoprotein konnte nur in den Tumoren, die mit Retinoinsäure behandelt wurden, gefunden werden, nicht aber in den Kontrolltumoren. Dieses Protein ist auch in normaler Haut zu finden und hat viele Ähnlichkeiten mit Fibronektin. Es besitzt aber auch einige Eigenschaften, die nicht mit diesem Glykoprotein übereinstimmen.

Die hier aufgezeigten Zusammenhänge zwischen Vitamin A, der Glykoproteinsynthese und Kontrolle der Zellteilung bzw. Zelldifferenzierung werden z. Z. intensiv bearbeitet. Sie dürften uns letztendlich zu einer Theorie der Vitamin-A-Wirkung im molekularen Bereich führen.

Tabelle 2
Die Wirkung von Vitamin-A-Derivaten auf die Entwicklung von metaplastischen Lungenknötchen (Karzinomvorstufen) bei Ratten [7]

Vitamin-A-Säure		Knötchen		Knötchenvolumen		
Aufnahme µg/Tag/g Diät	Ergänzung µg/Tag	pro Gruppe Anzahl	pro Ratte Anzahl	pro Gruppe mm³	pro Ratte mm³	pro Knötchen mm³
2,3	1400	102	6,8 ± 1,3	375,5	25,0 ± 9,9	3,7 ± 1,1
2,3	1000	134	8,9 ± 1,3	313,1	20,9 ± 8,9	2,3 ± 1,0
2,3	0	157	10,4 ± 1,3	378,3	25,1 ± 7,4	2,4 ± 0,5
0	0	150	10,0 ± 6,7	1500,6	100,0 ± 40,0	10,0 ± 3,2

Dies kann aber nur im Anfangsstadium des Krebses erfolgreich sein; denn eine Therapie eines entwickelten Tumors kann mit Vitamin A nicht erfolgen. Man spricht deshalb beim Vitamin A und seinen Derivaten von einem chemopräventiven und nicht von einem chemotherapeutischen Mittel.

Vitamin-A-Überschuß ist giftig

Wenn nun größere Mengen von Vitamin A angewandt werden sollen, kann dies leicht zu Vergiftungen führen; denn dieses Vitamin ist im Überschuß stark toxisch. Es wurden deshalb eine Reihe von Strukturanalogen des Vitamin A synthetisiert, die weniger toxisch und u. U. aktiver als Vitamin A sind. Hierzu zählt insbesondere die 13-cis-Retinoinsäure. Diese Substanzen wurden in Tierversuchen bei der Verhinderung von Lungen-, Blasen-, Darm-, Brust- und Hautkrebs als mehr oder weniger aktiv gefunden.

Literaturhinweise

[1] Wald, G.: Molecular basis of visual excitation. Science **162** (1968) 230

[2] Chytil, F. und D. E. Ong: Cellular retinol-

and retinoic acid-binding proteins in vitamin-A-action. Federation Proceedings **38** (1979) 2510
[3] De Luca, L. M.: The direct involvement of vitamin A in glycosyl transfer reactions in mammalian membranes. Vitamins and Hormones **35** (1977) 1
[4] Kiorpes, T. C., S. J. Molica und G. Wolf: A plasma glycoprotein depressed in vitamin-A-deficiency in the rat: alpha-macroglobulin. J. Nutr. **106** (1976) 1659
[5] Bjelke, E.: Dietary vitamin A and human lung cancer. Int. J. Cancer **15** (1975) 561
[6] Mettlin, C., S. Graham und M. Swanson: Vitamin A and lung cancer. J. National Cancer Inst. **62** (1979) 1435
[7] Nettesheim, P. und M. L. Williams: The influence of vitamin A on the susceptibility of the rat lung to 3-methylcholanthrene. Int. J. Cancer **17** (1976) 351
[8] Hynes, R. O., A. T. Destree, M. E. Perkins und D. D. Wagner: Cell surface fibronectin and oncogenic transformation. J. Supramolec. Struct. **11** (1979) 95

Prof. Dr. G. Wolf
Dep. of Nutrition and Food Science
Massachusetts Institute of Technology
Cambridge/USA

Buchbesprechung

„Warenkundliche Berichte“

(Eine internationale Gemeinschaftspublikation)

Fortschritte der warenkundlichen Ausbildung sowie neue warenkundliche Forschungen an Hochschulen in der UdSSR, DDR, VR Polen, Ungarischen VR und in der SR Vietnam sowie Ergebnisse nationaler und internationaler Konferenzen, auf denen aktuelle Fragen der warenkundlichen Forschung und Lehre an Universitäten und Hochschulen zur Diskussion standen, sind der Schwerpunkt des 200 Seiten starken Heftes 18 der „Warenkundlichen Berichte“, das soeben von der am Wissenschaftsbereich Warenkunde der Handelshochschule Leipzig tätigen Redaktion als Beitrag zur Vorbereitung der V. Hochschulkonferenz vorgelegt wurde. Mit der Veröffentlichung progressiver Erkenntnisse und Erfahrungen aus dem Hochschulwesen mehrerer Länder soll die Ausgabe dazu beitragen, daß in der DDR noch unzureichend ausgewertete Erfahrungen wichtiger Partnerhochschulen in die Diskussion zur Vorbereitung der Konferenz einbezogen werden.
Die neue Ausgabe ist das Resultat einer umfangreichen internationalen Gemeinschaftsarbeit. Es werden u. a. Fragen zur Vervollkommnung des Inhalts und des Aufbaus des Kursus Warenkunde der Industriewaren in der UdSSR, die Tätigkeit der Fakultät für Warenkunde und Technologie an der Handelshochschule der SR Vietnam, die Entwicklung der Lehrmethodik der Warenkunde, die Lehre der Warenkunde in der Ungarischen VR sowie Berichte über die Fortschritte der Warenkunde an der Universität Gdańsk und an den Ökonomischen Akademien in Kraków und Poznań behandelt. Ausführlich werden ferner auf der Grundlage von Originalberichten internationale wissenschaftliche Konferenzen ausgewertet, die in Leipzig, Wien und Triest durchgeführt wurden, sowie nationale wissenschaftliche Konferenzen in Perlowka bei Moskau und in Varna in der VR Bulgarien. Das Heft enthält nicht weniger als 80 Beiträge, die über die Fortschritte der Warenkunde in 15 Ländern informieren. Allein 34 Beiträge stammen aus der UdSSR.

G. Grundke

Buchbesprechung

Der Stoffwechsel des gesunden Menschen

Von MR Dr. sc. med. M. Schieche.
1. Auflage, 136 Seiten, 20 Abbildungen, 4 Tabellen und 79 Einzeldarstellungen; Thesaurus-Reihe, VEB Verlag Volk und Gesundheit 1979.
Der Autor gibt in dieser bekannten populärwissenschaftlichen Taschenbuchreihe eine allgemeinverständliche Übersicht über den menschlichen Stoffwechsel. Nach einer Beschreibung der anorganischen und organischen Bestandteile des Menschen und ihrer Eigenschaften und Bedeutung folgen Aussagen zur Dynamik biologischer Vorgänge. Das Hauptkapitel nimmt der „Zwischenstoffwechsel“ ein, in dem Verdauung, Resorption, Stoffwechsel und Abbau verschiedener Stoffgruppen beschrieben sowie die Energiegewinnung und -verwertung erläutert werden. Schließlich wird kurz über die neurohormonale Steuerung des Stoffwechsels und den Stoffwechsel unter verschiedenen Lebensbedingungen berichtet. Begriffserklärungen, Abkürzungsverzeichnis und Hinweise zu weiterführender Literatur aus DDR-Verlagen schließen das Buch ab.
Die Darstellung zeichnet sich durch eine reiche Gliederung und — bei flüssigem Stil — gute Lesbarkeit aus; es wird das Bemühen erkennbar, das durch die moderne biochemische Forschung sich immer komplizierter und umfangreicher darstellende Stoffwechselgeschehen leicht faßlich und verständlich zu interpretieren. Dieses Vorhaben kann jedoch nur als zum Teil erfüllt beurteilt werden.
Vereinfachte Darstellung darf nicht in eine unklare, mißverständliche und sachlich falsche Aussage umschlagen — zum Beispiel „. . . als Mais kein Tryptophan enthält“ (Seite 39), „. . . Riboflavin ist Ausgangspunkt wichtiger Enzymsysteme“ (Seite 38), „. . . die eigentliche große Bedeutung der Aminosäuren ist . . . in der Möglichkeit zur Bildung von Gewebshormonen, Hormonen, Koenzymen zu sehen . . .“ (Seite 94). Derartige Beispiele ließen sich fortführen. Dem Ernährungsphysiologen fällt zum Beispiel ferner die besondere Herausstellung der endokrinen Drüsen bei der Entstehung der Adipositas auf, die in der Praxis von nur untergeordneter Bedeutung ist (Seite 89).
Das Buch sollte in seiner sachlichen Aussage, teilweise auch stilistisch, für eine neue Auflage gründlich überarbeitet werden, um seinem Anspruch zu genügen, einen breiten Leserkreis über dieses wichtige und interessante Thema zuverlässig zu informieren.

J. Proll

Auf den letzten Umschlagseiten beenden wir den Abdruck von Rezepturen für Mittagessen.

Die Fotos in diesem Heft stammen von ADN-Zentralbild (3), Kiesling-Berlin (1) und Schürnitz/Günther-Jena (4). Zeichnungen: Heidemarie Baumann.

H. Heine, L. Heinemann und H. Schmidt

Fettstoffwechsel — Ernährung und Herz-Kreislaufkrankheiten

In den letzten 30 Jahren sind in klinischen und epidemiologischen Forschungsserien erfolgreiche Bemühungen unternommen worden, Risikofaktoren für Herz-Kreislaufkrankheiten zu definieren und in ihrer Bedeutung zu testen.
Den Risikofaktoren kommt dabei sowohl in der primären wie sekundären Prävention Bedeutung zu, da sie mit der Entstehung und Komplikationsrate der Arteriosklerose assoziiert sind.
Als wesentliche Risikofaktoren gelten Hypercholesterinämie bzw. Hyperlipoproteinämien, Rauchen, Hypertonie. Der Rolle des Fettstoffwechsels, insbesondere bei angeborenen Störungen, muß bei der Entstehung und beim Fortschreiten der Arteriosklerose große Aufmerksamkeit in Forschung und Bekämpfung von Herz-Kreislaufkrankheiten geschenkt werden.
Seit den Beobachtungen von Keys, daß der Fettgehalt der Nahrung mit dem Auftreten der Arteriosklerose und der ischämischen Herzkrankheit positiv korreliert, wird diese Frage in der Literatur diskutiert. Tierexperimentell konnte Friedman durch Veränderung der Nahrungszusammensetzung eine Koronarsklerose und Gefäßverschlüsse hervorrufen. Inwieweit diese Versuche auf den Menschen übertragbar sind, ist jedoch umstritten. Bei der Beurteilung tierexperimenteller Untersuchungen ist der Einwand von Lutz, Clarkson u. a. zu beachten, die betonen, daß eine an Kaninchen, Affen oder anderen Pflanzenfressern durch Verfütterung großer Mengen tierischer Fette und Cholesterin erzeugte Schädigung der Blutgefäßwände nicht mit der Arteriosklerose des Menschen gleichzusetzen ist, was sinngemäß auch für andere Versuchstiere gilt.
Dennoch wird von vielen Autoren vermutet, daß eine exzessive Fettaufnahme mit der Nahrung die Entstehung der ischämischen Herzkrankheit begünstigt.
Andere Autoren schätzen die Bedeutung der Nahrungsfette bei der Entstehung der Koronarsklerose kritisch ein und bringen Beispiele, bei denen Fettgehalt der Nahrung, Lipidspiegel und Auftreten der Arteriosklerose bzw. ischämischen Herzkrankheit nicht korrelieren.
Gegen eine reine „Fett-Theorie" der Arteriosklerose sprechen z. B. die Untersuchungen an Hirten in Kenia, die sich hauptsächlich von Kamelmilch mit einem Fettgehalt von über 7% ernähren und auffallend wenig Arteriosklerose zeigen. Bei ihnen werden 63% der gesamten Energiezufuhr durch tierische Fette mit einem sehr hohen Anteil an gesättigten Fettsäuren bestritten.
Auch die Untersuchungen von Mann sprechen in der gleichen Richtung. Die Untersuchung von Massai-Negern erbrachte bei diesen fast keine arteriosklerotischen Herzkrankheiten, obwohl sie mehr Cholesterin zu sich nehmen als die Durchschnittsbevölkerung in Europa oder Amerika.
Keys, McGandy und andere vertraten die Ansicht, daß die Art des Nahrungsfettes eine größere Bedeutung hat als die aufgenommene Menge. Es wurde nachgewiesen, daß gesättigte Fette einen Anstieg des Serumcholesterins bewirken, während (poly-) ungesättigte Fettsäuren wie z. B. Linolsäure, aber auch eine Änderung des Gesamtfettgehalts, den Plasmacholesterinspiegel senken.
Kingsburry vermutet, daß die beobachteten Veränderungen der Serumgehalte an mehrfach ungesättigten Fettsäuren und Cholesterin bei ischämischer Herzkrankheit durch einen relativen Mangel an Linolsäure hervorgerufen wird. In diesem Zusammenhang könnte ein weiterer Risikofaktor diskutiert werden: linolsäurereiche Diät ist offenbar in der Lage, über die Einflüsse auf den Fettstoffwechsel hinaus, auch den Blutdruck um 10—15% zu senken. Zusammenhänge mit dem Prostaglandinstoffwechsel sind als gemeinsame Variable anzunehmen.
In den letzten 15 Jahren ergänzten dann fortschreitendes Wissen über Struktur und Funktion von Lipoproteinen, von Lipidstoffwechsel und -transport wesentlich das pathogenetische Verständnis der Entstehung der Arteriosklerose. Dabei haben vor allem Kenntnisse über Zusammenhänge zwischen Lipiden der Nahrung, dem Lipidblutspiegel und Lipoprotein- und Cholesterinstoffwechsel einerseits sowie der Arterioskleroseentstehung andererseits eine wesentliche Rolle gespielt. Es konnte gezeigt werden, daß sich insbesondere LDL und VLDL-Lipoproteine in der Gefäßintima sklerotischer Gefäße anhäufen und zur intrazellulären Cholesterinveresterung beitragen und ein hoher Spiegel an HDL das Arterioskleroserisiko senkt, evtl. sogar zur Mobilisation von Lipiden aus der Gefäßwand beiträgt. Hieraus leitete sich die Lipidtheorie der Arterioskleroseentwicklung ab, die eine Transformation und Vermehrung von glatten Gefäßmuskelzellen sowie eine Produktion von extrazellulären Proteoglykanen, von Kollagen, Elasten usw. durch Lipideinlagerung annimmt (die Entwicklung fibröser Plaques). Sie kann allerdings weder den Zusammenhang mit anderen Risiko-Lokalisationsfaktoren, noch die ursprüngliche Entstehung von juvenilen Fettstreifen befriedigend erklären.

Neue Aspekte

ergeben sich aus Untersuchungen über Struktur und funktionelles Verhalten von Thrombozyten, deren abnorme Aggregationsneigung oder verkürzte Überlebenszeit eine Abhängigkeit von großen Lipoproteinen wie VLDL und LDL zeigt und die in Zusammenhang mit der Arterioskleroseentstehung gebracht werden kann.
Sowohl Lipidtheorie wie auch myogene Hypothese basieren letztlich auf einer Störung der Endothelpermeabilität, deren Genese multifaktoriell angenommen wird.
Störungen der Endothelbarriere als primärer Anlassermechanismus werden seit längerem diskutiert. Die Fütterung von Cholesterin führt z. B. zur erhöhten Endothelauflockerung. Störungen der Endothelfunktion, die in Änderungen der Prostacyclinsynthese, der Produktion von Proteoglykanen, Kollagen sowie der Bindung und Metabolisierung von Lipoproteinen und der Lipoproteinlipaseaktivität zum Ausdruck kommen, hängen eng mit dem Lipidstoffwechsel und der Arterioskleroseentstehung zusammen.
Änderungen der Endothelfunktion

zeigen Beziehungen zu ungesättigten Fettsäuren, die mit der Nahrung aufgenommen werden (z. B. Linolsäure, Arachidonsäure).
Aus Zwischenstufen, den Endoperoxiden, wird beim Kontakt von Thrombozyten mit der oberflächengeschädigten Gefäßwand überwiegend Thromboxan A_2 aufgebaut, das eine Thrombozytenaggregation bewirkt. Gesundes Endothel dagegen wandelt Endoperoxide überwiegend zum Aggregationshemmer Prostacyclin um und erhält so ein Gleichgewicht. Die große Bedeutung des Prostacyclin-Thromboxan-Systems für das Herz-Kreislauf-System und als genereller Bioregulator ist experimentell belegt. Aus dieser Sicht wird die Risikofunktion von Lipoproteinen für das Herz-Kreislauf-System erhärtet. Auch Gefäßinnendruck, Scherkräfte, Katecholamine u. a. gefäßaktive Amine sowie immunologische Reaktionen tragen gleichfalls zur Intimaläsion bei und unterstützen so den Einbau großer Lipoproteine wie VLDL und LDL. Daneben spielen die drei Apolipoproteine A, B, C und HDL, Neutralfette in den Fettstreifen bzw. fibrösen Plaques eine Rolle. Nicht ausgeschlossen ist auch eine Cholesterylesteraseinsuffizienz der Gefäßwand-Lysosomen als Lokalisationsfaktor, was die Probleme der Diätetik noch mehr unterstreicht.
Die im Rahmen einer nahrungsbedingten Hypercholesterinämie auftretende LDL-bedingte Endothelschädigung mit nachfolgender Neigung zur Muskelzellvermehrung und zur Produktion von Interzellularsubstanzen sowie zur Induktion einer erhöhten Thrombozytenaggregation findet sich z. B. aber auch beim Diabetes mellitus. Hier spielen wahrscheinlich auch große Lipoproteine (VLDL) eine gefäßwandschädigende Rolle. Ebenso dürften weitere Faktoren zur Gefäßmuskelvermehrung, zur Basalmembranverdickung und Arterioskleroseentwicklung beitragen.
Während umfassende Erklärungen noch ausstehen, weisen eine große Zahl von Studien auf die Bedeutung der Hypercholesterinämie hin. Es handelt sich hierbei um tierexperimentelle Studien, klinische Studien und epidemiologische Untersuchungen.
Die alleinige Betrachtung des Cholesterinspiegels bzw. der Cholesterinzufuhr mit der Nahrung ist allerdings nicht angezeigt, seitdem bekannt ist, daß bei gesunden Probanden durch cholesterinreiche Ernährung die HDL-Konzentration bis zum 4fachen der Ausgangskonzentration erhöht werden kann. Gesunde Probanden zeigen bei cholesterinreicher Ernährung in der Regel auch keine pathologischen Plasmalipidspiegel, womit gegen eine Übersimplifizierung des Zusammenhanges zwischen cholesterinreicher Ernährung und Plasmaspiegel einerseits sowie Arterioskleroserisiko andererseits Stellung genommen wird.
Überwiegend wird die Auffassung vertreten, daß die meisten Fettstoffwechselstörungen nicht genetisch, sondern diätetisch durch überenergetische, fett- und cholesterinreiche Ernährung bedingt sind. Darüber hinaus kann man die Weiterentwicklung und den Abbau arteriosklerotischer Veränderungen gegenwärtig aus tierexperimenteller Sicht in direktem Zusammenhang mit einer Senkung der Hyperlipidämie sehen.
Es ist zu berücksichtigen, daß die Abnahme der Ballaststoffe in der gegenwärtigen Ernährung über eine Verminderung der Gallensäureproduktion auch einen cholesterinerhöhenden Effekt haben kann.

In zahlreichen Studien

wurde ein Zusammenhang zwischen Hypercholesterinämie und Arteriosklerose beobachtet:
In der Oslo-Studie fand sich bei einer Beobachtung an über 6000 Männern im Alter zwischen 40 und 50 Jahren eine Korrelation zwischen Cholesterinwerten über 350 mg% und der Häufigkeit von Herzinfarkten (bei Cholesterinwerten über 350 mg% — 7% Herzinfarkte, bei Werten unter 200 mg% — 0,7% Herzinfarkte). Stamler beobachtete in einer 8jährigen Langzeituntersuchung bei Cholesterinwerten unter 250 mg% eine Mortalitätsrate von 22,8%, während bei Werten über 250 mg% 39,2% an Herzinfarkt verstarben.
Dawber und Kannel beschrieben bei 40—59jährigen Männern mit Hypercholesterinämie (über 250 mg%) ein dreifach größeres Auftreten der ischämischen Herzkrankheit und ein zweifach höheres Auftreten des akuten Herztodes wie im Vergleichskollektiv. Nach Epstein besteht eine Korrelation zwischen Hypercholesterinämie und Koronarsklerose, besonders bei jüngeren Patienten (unter 55 Jahren). Diese Feststellungen wie auch die Korrelation hoher Cholesterinwerte mit hohen Mortalitätsraten an Herzinfarkt werden von mehreren Autoren anhand epidemiologischer Langzeituntersuchungen beschrieben.
Die Clofibrat-Studie erbrachte einen statistisch signifikanten Anstieg der Sterblichkeit, aber auch einen 20%igen Abfall der Inzidenz an kardiovaskulären Krankheiten. Die Langzeitstudie des „Coronary Drug Project" zeigte in 5 Jahren nach überlebtem Herzinfarkt in der Placebogruppe (wie in der Oslo-Studie mit Soja-Öl) signifikante Zusammenhänge zwischen Serumcholesterinspiegel und Mortalität, Herzinfarktinzidenz und Letalität, nicht aber zum Triglyzeridspiegel.
In der MRFIT-Studie konnte unter fettkontrollierter Ernährung in 2 Jahren keine signifikante Beeinflussung des HDL-Cholesterins gefunden werden: Gewichtsabnahme und Beendigung des Zigarettenrauchens förderten aber eine HDL-Cholesterinerhöhung. Ein endgültiger Abschluß dieser Studie, wie der LRC-Studie, ist nicht vor 1983 zu erwarten.
Anpar berichtet, daß der Zunahme der koronaren Herzkrankheit in den fünfziger und sechziger Jahren in den USA nur eine geringe (6%ige) Zunahme des Fettverbrauchs gegenüberstand, wobei diese meist durch Mehrverzehr ungesättigter Fettsäuren bedingt ist. Die Relation der ungesättigten Fette zu den gesättigten hat in letzter Zeit deutlich zugenommen (29%). Auch die Senkung der Mortalität an ischämischer Herzkrankheit in den USA wird mit der erhöhten Aufnahme von mehrfach ungesättigten Fettsäuren in Zusammenhang gebracht. Neben der Reduzierung der anderen Risikofaktoren wie Hypertonie, Übergewicht und Hyperlipoproteinämie wird so der Umstellung von Ernährungsgewohnheiten (vermehrte Zufuhr von ungesättigten Fettsäuren, Einschränkung der Cholesterin- und Kohlenhydratzufuhr) eine entscheidende Bedeutung beigemessen. Umgekehrt kommt Masironi zu der Schlußfolgerung, daß seine Beobachtungen die wichtige Hypothese der Korrelation niedriger Raten ungesättigter Fettsäuren mit einer hohen Mortalität an ischämischer Herzkrankheit stützen. Entsprechende Bedenken gegen die primäre Bedeutung der gesättigten Fettsäuren in der Pathogenese der Arteriosklerose wurden von Annand vorgebracht. Nach Finegan sind eine überenergetische Ernährung und ein hoher Anteil gesättigter Fettsäuren in der Nahrung auf Populationsebene nur ein Risikofaktor von untergeordneter Bedeutung.
Bezüglich der Herstellung kausaler Beziehungen zwischen Ernährung und Mortalitätsentwicklung von Bevölkerungen ist auf Grund der bekannten Probleme bei der Erfassung von Ernährungsgewohnheiten in Populationen und der Standardisierung von Mortalitätsziffern (Totenscheinstatistik) generell Zurückhaltung zu empfehlen.
Andere Autoren berichten über eine

prospektive Studie, die an 3861 Männern in Stockholm durchgeführt wurde, die über 9 Jahre beobachtet wurden. Sie fanden, daß die Zunahme der ischämischen Herzkrankheit linear mit dem Anstieg der Plasmatriglyzeride und dem Cholesterin verläuft. Beides sind nach dieser epidemiologischen Studie sichere Risikofaktoren, sowohl einzeln als auch in Kombination. Diese Ansicht ist nicht unwidersprochen geblieben. So hat z. B. die Albany-Heart-Study bei einer prospektiven Untersuchungsserie keinen Hinweis erbracht, daß die alleinige Bestimmung der Triglyzeride oder des Cholesterins einen Vorteil bei der Erfassung koronargefährdeter Patienten bietet.

Über die Beziehungen zwischen Cholesterinwert und Risiko der peripheren Arteriosklerose gibt es nur wenige Untersuchungen. Weder in der Tecumseh-Studie noch in der Framingham-Studie ließen sich Korrelationen nachweisen.

Widmer fand bei Gefäßgesunden und Patienten mit peripherer Arteriosklerose einen vergleichbaren Prozentsatz von Hypercholesterinämien.

Bezüglich der zerebralen Arteriosklerose konnte in der überwiegenden Mehrheit der Fälle kein Zusammenhang zwischen Cholesterinspiegel und zerebraler Arteriosklerose gefunden werden.

Im Gegensatz dazu beschreibt Juergens bei Patienten unter 60 Jahren mit peripheren arteriellen Durchblutungsstörungen im Durchschnitt um 50% höhere Cholesterinwerte im Vergleich zu einer Kontrollgruppe. Es fehlt jedoch auch hier nicht an gegensätzlichen Mitteilungen.

Aus den bisherigen Ausführungen ergeben sich einige

Konsequenzen für die Ernährung

Eine gezielte Beeinflussung der Ernährungsgewohnheiten geht in Richtung auf eine dem Bedarf adäquate Energiezufuhr sowie einer nach Art und Menge angepaßten Fett- und Kohlenhydrataufnahme, was in einer Reduktion des Fettverzehrs auf 30% der Gesamtenergiezufuhr, auf eine Verminderung der Cholesterinzufuhr, aber eine Vermehrung des Anteils mehrfach ungesättigter Fettsäuren (P/S-Quotient 1 oder darüber), aber auch in einer Senkung des Alkoholverbrauchs seinen Ausdruck findet. Hiermit wird nicht nur eine Prophylaxe bzw. Bekämpfung von Fettstoffwechselstörungen angestrebt, günstige Auswirkungen auf Blutgefäßendothel und Thrombozyten, arteriellen Blutdruck und Herzfunktion (über den Prostaglandinstoffwechsel) vermittelt, sondern auch eine günstige Beeinflussung von Adipositas, Hyperurikämie und Diabetes mellitus angestrebt.

Mehrere Autoren sehen in einer überenergetischen, fettreichen Ernährung einen Risikofaktor für die Entstehung der Arteriosklerose, wobei enge Beziehungen zu anderen Risikofaktoren (Hyperlipidämie, Cholesterinämie, Übergewicht, gestörte Glukosetoleranz) bestehen. Nach Albrink ist die überenergetische Ernährung stärker als die Konsumtion spezieller Produkte für die ischämische Herzkrankheit verantwortlich. Pick hält eine unzweckmäßige Ernährung für den wichtigsten Faktor, der zur Arteriosklerose führt, da die Eßgewohnheiten meist über lange Zeit beibehalten werden. Neben der Nahrungszusammensetzung ist besonders auf eine richtige Verteilung der Mahlzeiten und der Mahlzeitgrößen über den Tag hinzuweisen.

Besonders ungünstig ist es, wenn 50 bis 70% der Energie mit der Abendmahlzeit aufgenommen wird.

Der Nachweis, daß eine alleinige Behandlung von Hyperlipoproteinämien mit Senkung von Serumlipiden ohne Berücksichtigung anderer Risikofaktoren die Überlebenschance erhöht oder die Entwicklung der Arteriosklerose beeinflußt, ist bislang nicht zweifelsfrei erbracht, wobei methodische Probleme im Vordergrund stehen.

Methodische Probleme gilt es auch zu berücksichtigen, wenn man die berichtete 20%ige Senkung der Mortalität an ischämischer Herzkrankheit in den Altersklassen zwischen 36 und 74 Jahren in den USA mit den veränderten Ernährungsgewohnheiten und dem durchschnittlich gesenkten Cholesterinspiegel in der Bevölkerung in Beziehung setzt, da zahlreiche weitere Änderungen hiermit zeitparallel gehen.

Viele Untersucher betonten, daß die Morbidität und Mortalität an ischämischer Herzkrankheit nicht an den Proteingehalt der Nahrung gebunden sind, obwohl einige Autoren auch eine positive Korrelation zur Konsumtion tierischer Proteine beobachteten. Exakte experimentelle Studien an Tieren und Menschen führten zu der Vermutung, daß Nahrungsproteine keinen Effekt auf die Entstehung der Arteriosklerose haben. Neuere experimentelle Beobachtungen von Lossonczy zeigten unter einer Fischeiweißdiät gegenüber Käsediät einen Abfall des Cholesterin- und Triglyzeridspiegels, ein starkes Absinken der VLDL- sowie Ansteigen der LDL- und HDL-Fraktion sowie Veränderungen des Fettsäuremusters. Auch andere Untersucher wiesen darauf hin, daß der Cholesterinspiegel signifikante Beziehungen zur Art und Menge der Nahrungsproteine hat und daß z. B. tierisches Muskeleiweiß stärker cholesterinspiegelsteigernd wirkt als Kasein oder Sojaprotein signifikant den Plasmacholesterinspiegel senkt. Dennoch ist die Rolle der verschiedenen Eiweiße für die Prävention von Herz-Kreislauf-Krankheiten noch zu wenig wissenschaftlich fundiert bearbeitet.

Die Bedeutung der Kohlenhydratzufuhr

für die Entstehung der Arteriosklerose und speziell der ischämischen Herzkrankheit wird in der Literatur unterschiedlich beurteilt:

Aus epidemiologischer Sicht sind folgende Untersuchungen und Hypothesen von Interesse: Judkin sowie Birchwood, Alkin, Stock u. a. vermuten, daß Zucker der kausale Faktor für die Entstehung der ischämischen Herzkrankheit sein könnte und daß die statistischen Korrelationen, die verschiedene Autoren zwischen dem Fettverbrauch und dem Auftreten der koronaren Herzkrankheit beobachteten, nur sekundär sind, da enge Beziehungen zwischen Zucker- und Fettverbrauch bestehen.

Osancova unterstützt diese Hypothese, da sie bei ihren Untersuchungen in der ČSSR eine enge Korrelation zwischen Herz-Kreislauf-Mortalität und Zukkerkonsumtion fand, während der Fettverbrauch nicht korrelierte. Auch Cohen kam in Israel zu ähnlichen Schlußfolgerungen.

Antar berichtet, daß das individuelle Auftreten der koronaren Herzkrankheit in den USA gut mit der Zuckerkonsumtion korreliert. Ähnliche Untersuchungen führten andere Autoren durch.

Ein weiteres indirektes Anzeichen für die wesentliche Rolle der Kohlenhydrate bei der Entstehung der Arteriosklerose und des Herzinfarktes ist die Tatsache, daß sowohl der Diabetes als auch eine erniedrigte Glukosetoleranz Risikofaktoren für das Auftreten einer ischämischen Herzkrankheit sind.

Zahlreiche klinische und epidemiologische Übersichten kommen, wie bereits erwähnt, zu dem Schluß, daß Personen mit Kohlenhydratstoffwechselstörungen in erhöhtem Maße zum Herzinfarkt und zu arteriosklerotischen Gefäßprozessen neigen.

Personen mit gestörter Glukosetoleranz haben nach Untersuchungen von Oliver ein 2,3fach höheres Auftreten

von ischämischer Herzkrankheit als eine Vergleichsgruppe mit normalen Werten. Zu entsprechenden Aussagen kommen andere Autoren.
Es muß beachtet werden, daß Kohlenhydrate und Fette gemeinsame Stoffwechselwege haben. Störungen im Kohlenhydratstoffwechsel können für einen gestörten Fettstoffwechsel verantwortlich sein und dadurch als kausale Faktoren bei der Entstehung der Arteriosklerose und der koronaren Herzkrankheit auftreten. Diese Ansicht wird von einigen Autoren unterstützt. Andere Autoren vertreten eine gegenteilige Auffassung.
Unter Berücksichtigung des zitierten Schrifttums und den darin gezeigten Kontroversen zu Ernährungsempfehlungen in Zusammenhang mit der Arterioskleroseentstehung (alimentäres Cholesterin, Polyenfettsäuren usw.) schließen wir uns der Auffassung von Vetter an, der 20% des Energiebedarfes über Eiweiß, 35% über Fett und 45% über Kohlenhydrate zu decken empfiehlt. Mehrfach ungesättigte Fettsäuren sollten 30% und gesättigte Fettsäuren unter 30% des Fettanteiles betragen (nach amerikanischen Empfehlungen 30% des Energiebedarfs als Fett, je 10% der Energieaufnahme als gesättigte, mono- und polyungesättigte Fettsäuren). Wir sind der Auffassung, daß hiermit im allgemeinen die LDL- und besonders VLDL-Fraktion vermindert und die HDL-Fraktion ausreichend vermehrt werden könnte und damit ernährungsseitig eine gute Prophylaxe gegen die frühzeitige Entstehung und Entwicklung der Herz-Kreislauf-Krankheiten betrieben wird.

Literatur kann beim Verfasser angefordert werden.

Prof. Dr. med. habil. H. Heine
Dr. med. L. Heinemann
Zentralinstitut für Herz- und Kreislauf-Regulationsforschung der AdW der DDR
und
Doz. Dr. sc. med. H. Schmidt
II. Mediz. Klinik der Charité
Berlin

W. Eckardt

Eine Anweisung und ihre Anwendung

Fragen des Warenbezugs durch Einrichtungen der gesellschaftlichen Speisenwirtschaft über den Einzelhandel

Mit der Erweiterung der Kapazitäten, mit der weiteren und intensiveren Nutzung der vorhandenen Einrichtungen der Gemeinschaftsverpflegung, stehen zusätzliche Veränderungen im engen Zusammenhang.
Eine Erweiterung, ganz gleich, in welchen Zweigen, Betrieben und Einrichtungen sowie Territorien, hat einen veränderten und besonders erhöhten Warenbezug zur Folge.
Je nach Größe und territorialer Lage der Einrichtungen der Gemeinschaftsverpflegung erfolgt der Warenbezug entweder direkt über den Großhandel (einschließlich der Betriebe der Frischwarenproduktion) oder über Verkaufsstellen des Einzelhandels. Das entscheidende Merkmal für diese Festlegung ist also die Menge. Davon hat sich auch das Ministerium für Handel und Versorgung in der Anweisung Nr. 54 vom 27. 12. 1963, veröffentlicht in „Verfügungen und Mitteilungen" des Ministeriums für Handel und Versorgung, Heft 1/64, leiten lassen. Hier heißt es, daß Einrichtungen der Gemeinschaftsverpflegung, die wegen ihres zu geringen Bedarfs weder vom Hersteller noch vom Großhandel beziehen, also Kleinstgroßverbraucher, ihren Bedarf im Einzelhandel decken.
Für den Bezug vom Großhandel oder von Betrieben der Frischwarenproduktion gelten Mindestbezugsmengen, die unter Berücksichtigung der örtlichen Besonderheiten mit dem jeweiligen Rat des Kreises festzulegen sind.
In dieser Anweisung heißt es weiterhin, daß der in den Verkaufsstellen des Einzelhandels getätigte Umsatz der Kleinstgroßverbraucher als Einzelhandelsumsatz zu erfassen und abzurechnen ist. Es ist dann im einzelnen die Einzelhandelsspannenteilung geregelt, aber das interessiert hier weniger.
Mir ist bekannt, daß diese Anweisung in den Territorien, ja selbst innerhalb eines Bezirkes, unterschiedlich angewandt wird. In der Stadt Gera z. B. beziehen keine Großverbraucher, auch nicht die kleinsten, Waren in den Verkaufsstellen der Konsumgenossenschaft, sicher auch nicht in denen der HO. Sie werden alle vom Großhandel und von Betrieben der Frischwarenproduktion direkt beliefert.
Im Kreis Schleiz — ein Urlauber- und Landwirtschaftskreis — werden viele dieser sogenannten Kleinstgroßverbraucher über den Einzelhandel beliefert. Sicher ermöglichen die territorialen Besonderheiten der Stadt Gera und sicher auch anderer Großstädte eine direkte Belieferung vom Großhandel weit besser als in Landkreisen.
Eine zweite und unterschiedliche Auslegung und Anwendung dieser Anweisung besteht in der Festlegung der Mindestbezugsmengen. Wenige Beispiele aus der Konsumgenossenschaft Schleiz sollen das verdeutlichen.
Sie beliefert Krankenhäuser, Schulen, Pflegeheime, Ferienheime, Betriebsküchen, Kindergärten usw. Dabei handelt es sich um eine Vielzahl von Waren, z. B. Fleisch, Wurstwaren, Brot, Brötchen, Gemüse, Fisch, Milch, Butter, Käse, Konserven, Zucker, Marmelade u. a.
Die zu liefernden Mengen sind für die einzelnen Objekte unterschiedlich. In den Sommermonaten erhöhen sie sich beträchtlich, weil eine ganze Reihe zusätzlicher Ferienheime und Kinderferienlager beliefert werden müssen. Um nur einen kleinen Einblick über die Größen dieser Bezugsmengen zu geben, soll das Verhältnis in einer Fleisch-Spezial-Verkaufsstelle in Schleiz aufzeigen.
In den Monaten Juli und August 1979 betrug der Großverbraucherumsatz pro Monat im Durchschnitt 41% vom Gesamtumsatz, der Gesamtumsatz beläuft sich in den beiden Monaten im Durchschnitt auf etwa 130000 Mark. In den übrigen Monaten schwankt der Großverbraucherumsatz zwischen 25 bis 30% des Gesamtumsatzes. In den übrigen Lebensmittel-Verkaufsstellen liegen diese Umsätze an Großverbraucher nicht so hoch, dennoch sind sie in keiner Weise zu unterschätzen.
In diesem Zusammenhang muß fest-

gestellt werden, daß die Objektleiter — und sicher bildet dabei die KG Schleiz keine Ausnahme — daran interessiert sind, den Großverbraucherumsatz ständig zu erhöhen. Worin liegen die Ursachen?
Jahr für Jahr erhöht sich der Umsatzplan, auch bei Waren des täglichen Bedarfs. Im Großverbraucherumsatz wird eine echte Chance gesehen, Reserven für die Erfüllung des erhöhten Umsatzplanes zu erschließen. Zum anderen war noch vor 1—2 Jahren, bei Fleisch-Verkaufsstellen vor 3—4 Jahren, die Provision an den erzielten Umsatz gebunden, d. h., je höher der Einzelhandels-Umsatz, je höher auch das Einkommen der Mitarbeiter.
Bekanntlich ist bei größeren Mengen, wie sie von Großverbrauchern abgezogen werden, kein so umfangreicher Aufwand für Vorbereitung, Bedienung, Portionierung und Kassierung notwendig, im Gegensatz zum Verkauf über den Ladentisch direkt an den Endverbraucher.
Daraus ist zu folgern, daß die derzeitigen Provisions- oder Prämienlöhne bei einer Anzahl von Verkaufsstellen, die die Kleinstgroßverbraucher beliefern, zum Teil in einem nicht gerechtfertigten Verhältnis zu anderen Objekten entwickelt wurden. Insofern wirkt der Großverbraucherumsatz nicht in jedem Fall stimulierend, die Versorgungsleistung gegenüber der Bevölkerung zu verbessern und durch vorbildliche Handelstätigkeit, durch ein stabiles Angebot sowie durch gute Warenpräsentation den Einzelhandelsumsatz zu erhöhen.
Im Einzelhandelsumsatz widerspiegelt sich die Kaufkraft der Bevölkerung. Demzufolge stehen Einzelhandelsumsatz und Geldeinnahmen und -ausgaben der Bevölkerung im Wechselverhältnis zueinander. Es ist deshalb auch sehr verständlich, wenn jährlich die Bilanz Nettogeldeinnahmen/Einzelhandelsumsatz/Warenfonds erarbeitet wird.
Das Prinzip dieser Bilanz wird aber in der Plandurchführung durchkreuzt, wenn der Umsatz der Kleinstgroßverbraucher als Einzelhandelsumsatz ausgewiesen und abgerechnet wird. In der gesamten Republik kommen beträchtliche Summen zusammen, und wir brauchen uns nicht zu wundern, daß die Schere zwischen Kaufkraft/Einzelhandelsumsatz und Warenfonds ständig größer wird.
Wir rechnen einerseits den Großverbraucherumsatz der Kleinstgroßverbraucher über Einzelhandelsumsatz ab, zahlen dafür Provision und Prämien. In den Einrichtungen der Gemeinschaftsverpflegung werden andererseits weitere gesellschaftliche Mittel

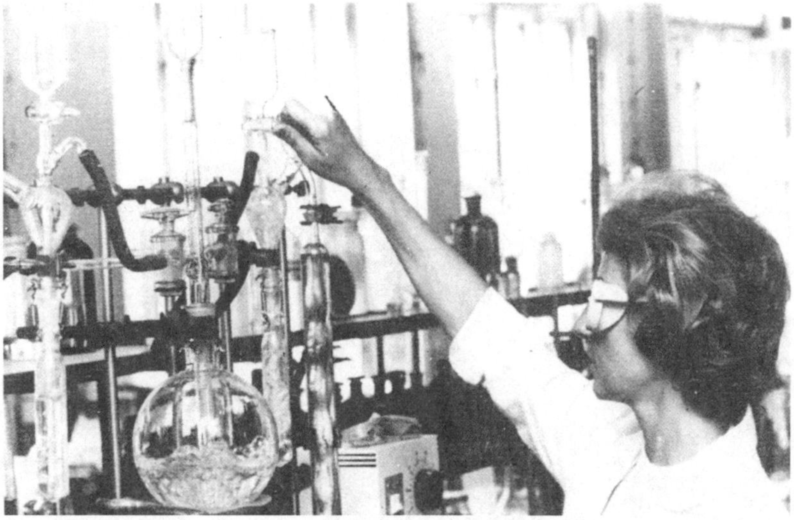

Anleitung, Beratung und Kontrolle der Staatlichen Hygieneinspektionen zur Durchsetzung von Grundsätzen und Normativen richten sich unter anderem auf die Gestaltung einer gesundheitsfördernden Ernährung, besonders im Rahmen der gesellschaftlichen Speisenwirtschaft. Unser Bild zeigt die leitende chemisch-technische Assistentin der Bezirks-Hygiene-Inspektion Berlin, Gudrun Schlimme, bei der Bestimmung des Eiweißgehaltes einer Essenprobe. Die BHI Berlin überprüft regelmäßig die Einhaltung ernährungsphysiologischer Richtwerte in Einrichtungen der Gemeinschaftsverpflegung einschließlich der Schüler- und Kinderspeisung

eingesetzt, um einmal diese Waren weiter zu verarbeiten und zum anderen zu einem äußerst niedrigen Preis (und zum Teil auch kostenlos) an den Endverbraucher in Form von warmen und kalten Speisen zu verabreichen.
Ohne das bis zu Ende durchzurechnen, kann man aus dieser Betrachtungsweise mit Recht behaupten, daß diese Lebensmittel unserer Gesellschaft sehr viel Geld kosten.
Wir werden die gesellschaftliche Speisung erweitern. Wir werden auch weiterhin — und sicher im erhöhten Maße — vorfinden, daß Großverbraucher diese Waren über den Einzelhandel beziehen, weil die territorialen Besonderheiten eine solche Regelung ganz einfach fordern. Es sollte aber eindeutig angestrebt und geregelt werden, daß der Großverbraucherumsatz nicht als Einzelhandelsumsatz abgerechnet wird. Die Gründe hierzu wurden dargelegt, wobei hinzuzufügen ist, daß damit auch ein eindeutigerer Ausweis der eingesetzten Warenfonds für die direkte Versorgung der Bevölkerung und für Großverbraucher erfolgen muß.
Technisch ist das durchaus machbar, wenn grundsätzlich alle an Großverbraucher verkauften Waren über Sammelrechnungen (dekadenweise oder auch monatlich, je nach Höhe des Warenbezuges) abgerechnet und in den Organisations- und Abrechnungszentren gesondert erfaßt werden.
Der weiteren Entwicklung der gesellschaftlichen Speisung wird umfassende Aufmerksamkeit geschenkt. Das verlangt zugleich, daß auch den technisch-organisatorischen Fragen der Planung, Bilanzierung und Abrechnung des Umsatzes und des Warenfonds besser Rechnung getragen werden muß. Diese Aufgabe zu unterschätzen, bedeutet, daß Schwierigkeiten in der Versorgung der Bevölkerung mit Waren des täglichen Bedarfs entstehen können.

Dipl.-Ök. W. Eckardt
Konsumgenossenschaft
Schleiz

Von den Auswirkungen der Fettsucht

Oh, wie ist es hinderlich,
wenn man ringsumher um sich
so viel Fettigkeit besitzt,
daß man pusten muß und schwitzt,
statt die Losung sich zu geben:
Weiter Gürtel kürzt das Leben.

Und in der Stille, unbemerkt,
hat sich das Herz enorm verstärkt
und zeigt nun kritisches Gewicht,
die Kranzgefäße schaffen's nicht;
bis dann Angina pectoris
uns zeigt, das man defekter ist.

Wilhelm Busch

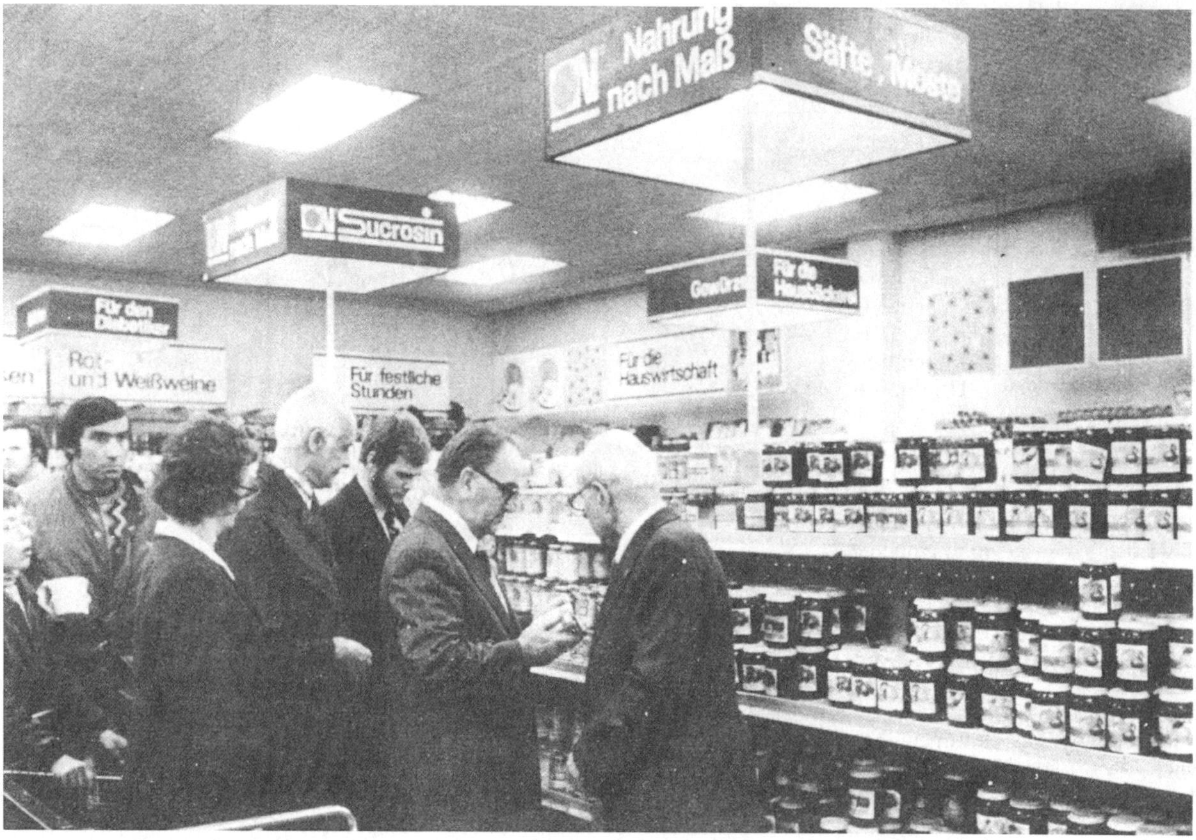

M. Breiter und D. Schilling

Zur Urlauberversorgung mit Lebensmitteln in ländlichen Gebieten

Immer mehr Werktätige verbringen alljährlich ihren Urlaub und ihre Freizeit in den Erholungsgebieten unserer Republik. Neben dem Ausbau der traditionellen Urlauberzentren werden neue Erholungsgebiete erschlossen, um den steigenden Erholungsbedürfnissen gerecht werden zu können. Dabei ist zu verzeichnen, daß immer mehr ländliche Gebiete in den Tourismus einbezogen werden, da sie günstige Voraussetzungen für einen hohen Erholungseffekt besitzen. Entsprechend schnell steigen die Urlauberzahlen in diesen Gebieten. Untersuchungen im Kreis Waren/Müritz ergaben, daß sich von 1970 bis 1978 die Anzahl der Urlauber auf zirka 180% erhöhte.

Daraus leiten sich jedoch gleichzeitig neue Anforderungen an die Versorgung der Urlauber ab, denn eine bedarfsgerechte Sicherung der Versorgung der Urlauber, insbesondere mit Lebensmitteln, ist eine wesentliche Voraussetzung für einen vollwertigen Urlaub, wird doch in der Praxis das Niveau der Urlaubs- und Erholungsbedingungen oft in erster Linie an der Lösung der Versorgungs- und Betreuungsaufgaben gemessen.

Wenn auch große Anstrengungen seitens des Handels unternommen werden, so stellt die wachsende Urlauberzahl in diesen Gebieten eine nicht unerhebliche zusätzliche Beanspruchung der Versorgungsobjekte dar. Nicht alle Urlauber und auch nicht die Naherholer sind den Einrichtungen des FDGB, den Betriebsferienheimen oder dem Reisebüro angeschlossen. Sie sind „Selbstversorger" in des Wortes Sinn und damit auf die Versorgungsbereitschaft des Einzelhandels angewiesen.

Das bestätigten Kundenbefragungen, die im Sommer 1979 auf Campingplätzen der Kreise Waren/Müritz und Schleiz durchgeführt wurden. Sie ergaben einen Anteil von an der Vollverpflegung teilnehmenden Urlauber von unter 5%; der Anteil an „Selbstversorgern" dominierte mit 70—90%, während in die Teilverpflegung gastronomischer Einrichtungen 10—20% einbezogen waren. Das bestätigt die Feststellung, daß in ländlichen Urlaubsgebieten die Mehrzahl der Urlauber sich selbst verpflegt und damit in den Einzelhandelseinrichtungen als zusätzliche Kunden auftritt.

Da das Versorgungsniveau auf dem Land zum Teil noch unter dem der Stadt liegt, wirft diese Tatsache für die Handelsbetriebe eine Reihe zu lösender Probleme auf. So sind der Erweiterung der materiell-technischen Basis des Landhandelsnetzes schon dadurch Grenzen gesetzt, daß diese Kapazitäten in vielen Erholungsgebieten nur während der Saison begrenzt ausgelastet wären, z. B. im Gebiet der Mecklenburger Seenplatte nur während der Sommersaison. Hinzu kommt, daß es sich nicht schlechthin um eine quantitative Erhöhung der Nachfrage während der Urlaubssaison handelt, sondern daß sich die Struktur des Bedarfs an Lebensmitteln und Industriewaren

des täglichen Bedarfs wesentlich verändert.
Demgegenüber hat sich das Lebensmittelangebot in den Landverkaufsstellen in seiner Struktur wenig verändert und orientiert sich noch stark auf traditionelle Ansprüche an die Ernährung. Die planmäßig zur Verfügung stehenden Warenfonds sind überwiegend nach qualitativ und quantitativ auf die Befriedigung des Bedarfs der einheimischen Bevölkerung im jeweiligen Einzugsgebiet abgestimmt.
Neuentwickelte Erzeugnisse, z. B. mit besonderen gesundheitsfördernden bzw. zeitsparenden Effekten sowie entsprechenden Erzeugnisse der örtlichen Mundproduktion sind häufig noch wenig vertreten. Bei frischem Obst und Gemüse wird von einem hohen Anteil der Eigenproduktion ausgegangen.
So ist es zunächst nicht verwunderlich, daß sich bei den Kundengesprächen in den Verkaufseinrichtungen der untersuchten Erholungsgebiete mit ländlichem Charakter zirka 30% kritisch zur Versorgungssituation äußerten. Dabei finden die einzelnen Sortimente eine recht differenzierte Bewertung. Sie erhärten die Feststellung, daß die Urlauberversorgung in ländlichen Urlaubsgebieten mit Waren des täglichen Bedarfs offensichtlich noch nicht den Anforderungen genügt. Wenn auch von der Mehrheit der Urlauber die Versorgung als insgesamt ausreichend eingeschätzt worden ist, schließt dies die Notwendigkeit einer weiteren Verbesserung des Angebotes nicht aus.
Diese Schlußfolgerung leitet sich auch aus der Feststellung ab, daß sich nur zirka 50% der befragten Urlauber überwiegend in den Verkaufseinrichtungen am Standort ihres Urlaubes versorgen. Es wird also nur mit einem großen Aufwand an Zeit und Transportkapazität in der näheren bzw. weiteren Umgebung, bevorzugt in den Einkaufszentren der Städte, der tägliche Bedarf gedeckt. Der hohe und weiter zunehmende Motorisierungsgrad der Urlauber bietet dafür zwar die Voraussetzung, doch sollte er diese Erscheinung nicht als Selbstverständlichkeit legitimieren.
Damit im Zusammenhang steht auch das Befragungsergebnis, daß in einem erheblichen Umfang Lebensmittel vom Heimatort in den Urlaub mitgenommen werden. Hierbei sind die einzelnen Lebensmittelsortimente unterschiedlich beteiligt. Den Hauptanteil bilden Fleisch- und Wurstwaren, Obst- und Gemüsekonserven sowie Fertiggerichte.
Schlechte Erfahrungen, insbesondere hinsichtlich der Sortimentsbreite und -tiefe des Lebensmittelangebotes der Urlaubsstandorte und der hohe Zeitaufwand beim Einkauf selbst, werden als Begründung angeführt. Die Tatsache, daß eben nur die motorisierten Urlauber diese beiden Möglichkeiten zur besseren Deckung ihres Bedarfs an Lebensmitteln nutzen können, wirkt sich zweifelsohne differenzierend auf den Grad der Erholung aus.
Die Selbstverpflegung des Urlaubers auf Campingplätzen kann durchaus auch als eine für die Zukunft typische Form der Befriedigung der Ernährungsbedürfnisse angesehen werden. Der bei den angeführten Untersuchungen festgestellte Anteil beruhte allerdings auf der Tatsache, daß die gastronomischen Einrichtungen an diesen Standorten höheren Anforderungen nicht entsprachen.
Keineswegs ist jedoch die Selbstverpflegung gleichzusetzen mit geringeren Ansprüchen an die Art und Weise der Ernährung und bedeutet deshalb keinen Verzicht bzw. eine Anpassung an unzureichende Bedingungen. Auch das bestätigt die Kundenbefragung, die z. B. aussagt, daß über 85% der Urlauber sich einmal am Tag eine warme Mahlzeit bereitet und überwiegend an der Verwendung von tafelfertigen Gerichten bzw. Lebensmitteln mit einem hohen Grad der Konsumreife interessiert ist. Hier beweist sich ebenfalls der allgemeine Trend der Entwicklung des Lebensmittelbedarfs nach neuen Gebrauchswerten und besserer Qualität. Damit verbunden ist eine Zunahme spezieller Ausrüstungen nicht nur für die Speisenzubereitung selbst, sondern auch für die Bevorratung unter Urlaubsbedingungen.
Zusammenfassend leiten sich für den sozialistischen Handel, insbesondere für die Konsumgenossenschaften als Hauptträger der Versorgung in den ländlichen Gebieten, qualitativ neue Anforderungen zur weiteren Erhöhung des Versorgungsniveaus als gesamtgesellschaftliches Anliegen ab. Die Schwerpunkte beziehen sich dabei auf

- die schrittweise Entwicklung einer den Anforderungen der Urlauberversorgung entsprechenden materiell-technischen Basis und ihre effektive Nutzung
- die Ausarbeitung von Sortiments- und Leistungskatalogen als Versorgungsauftrag der Handelseinrichtungen, die der saisonbedingten unterschiedlichen Nachfrage in Quantität und Qualität Rechnung tragen
- die Qualifizierung der Bedarfsermittlung zur Begründung bedarfsgerechter Warenfonds. Dabei zeigen die Untersuchungen, daß die Umsatzentwicklung der zurückliegenden Jahre wegen der unzureichenden Übereinstimmung von Angebot und Nachfrage nur bedingt Anhaltspunkte bietet
- die Vertiefung der Kooperationsbeziehungen zwischen allen an der Versorgung beteiligten Partnern, insbesondere zur maximalen Ausschöpfung der örtlichen Reserven. Die breite Anwendung positiver Erfahrungen, die auf diesem Gebiet in den Zweckverbänden gesammelt wurden, stellen dabei einen bedeutenden Schritt zur Sicherung einer urlaubsgerechten Versorgung dar.

Nicht zuletzt sollte die Versorgung der Urlauber in den ländlichen Gebieten im engeren Zusammenhang mit der schrittweisen Aufhebung der noch vorhandenen Unterschiede zwischen Stadt und Land gesehen werden, die noch häufig im Versorgungsgefälle zum Ausdruck kommen. Indem der anwachsende Tourismus und die steigende Tendenz zur Naherholung immer mehr ländliche Gebiete erfaßt, vertiefen sich ebenfalls die Kontakte zwischen der Stadt- und Landbevölkerung und das ökonomisch und kulturelle Leben in den Dörfern wird wesentlich beeinflußt. Auf die materiellen Bedürfnisse bezogen führt diese Tendenz nicht nur zu einer unterschiedlichen Kontinuität im Umfang des Bedarfs, sondern beeinflußt die Entwicklung der Bedürfnisse der Landbevölkerung selbst. Die Erfüllung der sich daraus ergebenden höheren Anforderungen an die Versorgungsleistungen auf dem Lande wird sich spürbar auf die Entwicklung des Lebensniveaus auswirken.

Dipl. oec. M. Breiter
GHG WtB
Waren/Müritz
Dr. sc. D. Schilling
Handelshochschule
Leipzig

PERSONALIA

Wir gratulieren

60 Jahre
Prof. Dr. Wolfgang Plenert
Jena, 7. 2. 1981

H.-P. Pietsch

Diätetische Lebensmittel auf dem Prüfstand

Referenzlaboratorium für diätetische Lebensmittel

Auf der Grundlage neuer medizinischer Forschungsergebnisse vertiefen sich die Kenntnisse über ernährungsbedingte und ernährungsabhängige Krankheiten, werden wissenschaftliche Empfehlungen einer gesundheitsfördernden Ernährung für kranke, aber auch für gesunde Menschen zwingend notwendig. Ernährungsabhängige Erkrankungen bedürfen außer der medikamentösen Behandlung einer diätetischen Ernährung. Die Diät wird häufig zum wichtigsten Bestandteil der medizinischen Betreuung.

Neben den diätetischen Kostformen für Krankheitsgruppen und Einzelerkrankungen (wie Grunddiäten und krankheitsspezifisch angewendeten speziellen Diäten) wird in der DDR für die prophylaktische und therapeutische Ernährung eine Vielzahl diätetischer Lebensmittel bereitgestellt. An solche Lebensmittel sind hinsichtlich Zusammensetzung, hygienischer Beschaffenheit, Qualität und Kennzeichnung spezielle Anforderungen zu stellen, die bei der Entwicklung, der Herstellung sowie im Handel Berücksichtigung finden müssen. Zur Lösung der dem Gesundheitswesen hierbei zukommenden Aufgaben wurde 1979 das Referenzlaboratorium für diätetische Lebensmittel (RLD) als Leiteinrichtung auf dem Gebiet der Beurteilung, Untersuchung und Kontrolle diätetischer Lebensmittel geschaffen.

Im folgenden soll über Aufgaben und Tätigkeit des RLD entsprechend der Anweisung des Ministers für Gesundheitswesen vom 21. 5. 1979 [1] informiert und ein Überblick über den aktuellen Entwicklungsstand der diätetischen Lebensmittel gegeben werden.

Das RLD wurde im Frühjahr 1979 innerhalb der Bezirks-Hygieneinspektion Dresden aufgebaut, wobei die fachliche, personelle, finanzielle und materielle Planung im Rahmen des Volkswirtschafts- und Haushaltsplanes der Bezirks-Hygieneinspektionen und -Institute (BHI) zu erfolgen hat und die Aufgaben zusätzlich zu den bezirksspezifischen Funktionen auf dem Gebiet der Lebensmittel- und Ernährungshygiene zu lösen sind. Die Gesamtleitung des RLD obliegt dem Bezirkshygieniker, die fachliche Leitung dem Leiter der Inspektion Lebensmittel- und Ernährungshygiene. Zur Zeit werden Diplom-Lebensmittelchemiker und Fachschulkader des BHI Dresden und des Hygiene-Instituts (HI) Bautzen sowie Diplom-Lebensmittelchemiker des BHI Potsdam und des HI Zwickau zur Mitarbeit im RLD herangezogen. Die Aufgaben sind in Jahresarbeitsplänen festgelegt.

Das RLD arbeitet eng mit dem Warenzeichenverband „Diätetische Erzeugnisse", dem Amt für Standardisierung, Meßwesen und Warenprüfung, dem Zentralinstitut für Ernährung, mit spezifischen medizinischen Bereichen, Forschungsinstituten und -verbänden sowie mit Instituten der Lebensmittelindustrie, des Handels und der Land- und Nahrungsgüterwirtschaft zusammen. Bereits im April 1979 wurde zwischen dem Warenzeichenverband „Diätetische Erzeugnisse" Berlin und dem RLD eine Vereinbarung zur koordinierten Zusammenarbeit auf dem Gebiet der Versorgung der Bevölkerung mit diätetischen Lebensmitteln abgeschlossen. Gegenseitige Information durch regelmäßige gemeinsame Beratungen und Übergabe wichtiger Materialien, Mitarbeit des RLD in den Fachausschüssen „Forschung und Entwicklung", „Qualität" und „Öffentlichkeitsarbeit" des Warenzeichenverbandes sowie enges Zusammenwirken bei der Entwicklung und Genehmigung neuer diätetischer Lebensmittel sind Hauptanliegen dieser Vereinbarung.

Mit der Medizinischen Akademie „Carl Gustav Carus" Dresden bestehen besonders auf dem Gebiet der Diät für Zöliakiekranke und für Patienten mit chronischer Niereninsuffizienz enge Kontakte.

Zur notwendigen Einflußnahme auf die Standardisierung diätetischer Lebensmittel, auch auf die Entwicklung neuer Erzeugnisse, erfolgt eine fruchtbringende Zusammenarbeit mit den Industrieinstituten, so z. B. mit dem Institut für Getreideverarbeitung Bergholz-Rehbrücke und dem Institut für die Öl- und Margarineindustrie Magdeburg.

Fachliche Beratungen, u. a. zur Weiterentwicklung und Verbesserung des Sortiments der Säuglings- und Kindernahrung oder zur dringend notwendigen Einführung wissenschaftlich begründeter Diätspeisen in der Gemeinschaftsverpflegung, erhält das RLD durch das Zentralinstitut für Ernährung Potsdam-Rehbrücke.

Aufgaben des Referenzlaboratoriums

Dem RLD obliegt auf dem Gebiet der diätetischen Lebensmittel zur Sicherung des Gesundheitsschutzes der Bevölkerung insbesondere

- die Mitwirkung bei der Entwicklung diätetischer Lebensmittel
- die Einflußnahme auf die Produktionsbereiche zur planmäßigen Aufnahme der Produktion diätetischer Lebensmittel und zur ordnungsgemäßen Produktion
- die Erarbeitung und Weiterentwicklung analytischer Methoden zur Untersuchung und Beurteilung diätetischer Lebensmittel
- die Durchführung chemischer, physikalischer, mikrobiologischer und sensorischer Untersuchungen und gutachterliche Tätigkeit
- die Vorbereitung der Genehmigungen zur Produktion diätetischer Lebensmittel entsprechend den Rechtsvorschriften für das Ministerium für Gesundheitswesen
- die Mitarbeit bei der Erarbeitung von Rechtsvorschriften und im Rahmen der Standardisierung
- die Anleitung der Bezirks-Hygieneinspektionen und -Institute zur effektiven Überwachung des Verkehrs mit diätetischen Lebensmitteln entsprechend der Verordnung vom 11. Dezember 1975 über die Staatliche Hygieneinspektion (GBl. I 1976 Nr. 2 S. 17).

Einige analytische Probleme

Einen Schwerpunkt der Arbeit bildet dabei zweifellos die Weiterentwicklung und Einführung analytischer Methoden. Über die Realisierung dieser Aufgabenstellung soll kurz berichtet werden. Die analytischen Arbeiten des RLD werden in den Laboratorien des BHI Dresden und des HI Bautzen durchgeführt. Hierzu stehen moderne

Großgeräte, wie Gaschromatograph, Atomabsorptionsspektrophotometer, Flammenphotometer, Universal-Spektralphotometer, TLC-Scanner (Gerät zur quantitativen Auswertung von Dünnschichtchromatogrammen) und Hochspannungselektrophorese zur Verfügung.

Vom RLD wurde die enzymatische Bestimmung von Glukose, Saccharose und Laktose in Diabetiker-Lebensmitteln weiterentwickelt und der Bezirks-Hygieneinspektion als Arbeitsvorschrift übergeben [2, 3]. Ein modifiziertes Verfahren zur enzymatischen Stärkebestimmung wird zur Zeit an Diabetiker-Lebensmitteln und SHP-haltigen Erzeugnissen getestet.

Die bereits standardisierte Methode zur enzymatischen Bestimmung essentieller Fettsäuren [4] wurde hinsichtlich ihrer Anwendung bei polyenfettsäurereichen Lebensmitteln überprüft und kann als Routinemethode empfohlen werden.

Untersuchungen zur enzymatischen Erfassung von Cholesterin in cholesterinarmen Lebensmittel zeigen, daß diese Methode wegen auftretender Störungen bei Anwesenheit von Phytosterinen nur begrenzt anwendbar ist. Hier soll ein gaschromatographisches Bestimmungsverfahren erarbeitet werden.

Die enzymatische Bestimmung von Sorbit [5] in Diabetiker-Lebensmitteln wurde erprobt und als geeignet befunden.

Weiter befaßt sich das RLD mit einer semiquantitativen dünnschichtchromatographischen Simultanbestimmung von Zyklamat und Saccharin. In Zusammenarbeit mit dem VEB Chemiekombinat Bitterfeld wurden Methoden zur Reinheitsprüfung von Zyklamat getestet, die ihren Niederschlag in der entsprechenden Güterichtlinie zur Herstellung von Zyklamat gefunden haben.

Zur Erfassung von geringen Mengen Gluten in glutenfreien Lebensmitteln wird an einem dünnschichtelektrophoretischen Verfahren gearbeitet, wobei die bisher erzielten Ergebnisse erfolgversprechend sind.

Hilfestellung bei Neuentwicklungen und Überführungsaufgaben

Umfangreiche Arbeiten sind vom RLD bei der Vorbereitung von Genehmigungen zur Produktion diätetischer Lebensmittel entsprechend der Anordnung über diätetische Lebensmittel [6] für das Ministerium für Gesundheitswesen zu erbringen. Die durch die zuständigen Bezirks-Hygieneinspektionen und -Institute bearbeiteten Genehmigungsanträge werden hinsichtlich geforderter Zusammensetzung der Lebensmittel und Kennzeichnung überprüft. Oft machen sich dabei Beratungen mit den Produktionsbetrieben erforderlich. Derzeit existieren insgesamt 374 Genehmigungen des Ministeriums für Gesundheitswesen für diätetische Lebensmittel. Eine Anpassung besonders der älteren Genehmigungen an die neue Anordnung über diätetische Lebensmittel wird durch das RLD vorgenommen.

Im RLD wird eine Dokumentation über wichtige wissenschaftliche Erkenntnisse und über die erteilten Genehmigungen aufgebaut. Im Rahmen der Anleitung und Durchführung der Öffentlichkeitsarbeit wird Einfluß auf die Gewährleistung der Einheit von Ernährungs-, Produktions- und Handelspropaganda genommen.

Zur Unterstützung des Ministeriums für Gesundheitswesen in der internationalen Zusammenarbeit, besonders bei der Vereinheitlichung der Untersuchungsmethoden und Beurteilungsgrundsätze innerhalb des RGW, unternehmen Mitarbeiter des RLD Studienreisen und werten die internationalen Erfahrungen und Erkenntnisse aus.

So konnten durch Studienaufenthalte und geführten Erfahrungsaustausch in der UdSSR, der VR Bulgarien, der VR Polen und der ČSSR bereits wertvolle Erkenntnisse für die weitere Arbeit gesammelt werden.

Zukünftige Aufgaben

Als Initiativen zur Vorbereitung des X. Parteitages der SED hat sich das RLD im Auftrag des Ministeriums für Gesundheitswesen zusätzlich die folgenden Aufgaben gestellt:

1. **Erarbeitung einer Liste über alle in der DDR angebotenen glutenfreien Lebensmittel**
   Eine solche Liste soll für die an Zöliakie — ernährungsbedingte allergische Darmerkrankung mit schweren Verdauungsstörungen — Erkrankten eine wesentliche Erleichterung bei der Zusammenstellung ihrer Diätkost bringen.
2. **Vorgabe ernährungshygienischer Richtwerte und Erarbeitung von 40 Musterrezepturen für die erweiterte Grunddiät (Schonkost) und Stoffwechselgrunddiät zur Qualifizierung des Angebotes an Diätgerichten in der Gemeinschaftsverpflegung**
   Die zur Zeit in der Gemeinschaftsverpflegung bereitgestellten Diätgerichte entsprechen zumeist nicht den Anforderungen der diätbedürftigen Essenteilnehmer. Das RLD will durch diese Aktivität mit dazu beitragen, daß die Diätversorgung innerhalb der Gemeinschaftsverpflegung auf ein höheres, dem wissenschaftlichen Erkenntnisstand entsprechendes Niveau gehoben wird.

Für die nächsten Jahre sind zur Verbesserung der Versorgung der Bevölkerung mit diätetischen Lebensmitteln folgende Maßnahmen vorgesehen:

- Erweiterung des Diabetiker-Lebensmittelsortiments
- verstärkte Bereitstellung von glutenfreien Lebensmitteln für Zöliakiekranke
- Entwicklung und Produktion eiweißarmer Lebensmittel für Patienten mit Niereninsuffizienz sowie cholesterinarmer Lebensmittel für bestimmte Herz-Kreislauferkrankungen
- erweitertes Angebot energiereduzierter Lebensmittel zum Abbau der Übergewichtigkeit
- Maßnahmen der Jodsalzprophylaxe zur Reduzierung der Strumahäufigkeit vor allem in den Südbezirken der Republik
- Weiterentwicklung bzw. Veränderung des Sortiments von Kindernahrung und Säuglingszusatznahrung.

Im Rahmen der Aufgabenstellung wird sich das RLD bei der Lösung dieses für den Gesundheitsschutz unserer Bürger so wichtigen Anliegens aktiv beteiligen.

Literaturhinweise

[1] Verordnungen und Mitteilungen des Ministeriums für Gesundheitswesen der DDR, 6/1979, S. 97

[2] Hübner, D., R. Schäfer und H.-P. Pietsch: Die Nahrung **23** (1979), 723

[3] Hübner, D., R. Schäfer und H.-P. Pietsch: Die Nahrung **23** (1979), 959

[4] TGL 21466/39: Enzymatische Bestimmung von essentiellen Fettsäuren in Nahrungsfetten

[5] Bergmeyer, H. U., W. Grubner und J. Gutman; in: Methoden der enzymatischen Analyse (Bergmeyer, H. U., Hrsg.) Bd. 2, S. 1368, Verlag Chemie, Weinheim

[6] GBl. der DDR, Teil I (1979), S. 32

Dr. H.-P. Pietsch
Referenzlaboratorium
für diätetische Lebensmittel
Bezirks-Hygieneinspektion
und -institut
Dresden

W. Heine und M. Wigger

Milchfreie Säuglingsernährung mit Sojaval®

Probleme der Aufbereitung von Sojamehl für Säuglingsfertignahrungen

Die Eignung der Sojabohne für die menschliche Ernährung wird in unseren Breiten gelegentlich noch immer mit Skepsis betrachtet. Während sie in verschiedenen Ländern des Fernen Ostens seit Menschengedenken die wichtigste Eiweißquelle ist und in Entwicklungsländern zunehmende Bedeutung für die Säuglings- und Kleinkinderernährung gewonnen hat, dient sie bei uns im wesentlichen nur als Eiweißquelle für Diätnahrungen. Der für ein pflanzliches Produkt außerordentlich hohe Gehalt von 40% Eiweiß und 20% Fett, die relativ hohe biologische Wertigkeit des Sojaproteins und seine relativ geringe Antigenität lassen die Sojabohne als ein nahezu ideales Nahrungseiweiß für die Ernährungspraxis erscheinen. Dagegen stehen unter unseren Bedingungen offenbar schwer zu überwindende technische Schwierigkeiten bei der Inaktivierung des in dem Rohmaterial enthaltenen Trypsininhibitors.

Die Denaturierung dieses Faktors durch Toastung ist einerseits Voraussetzung für die volle Verdaulichkeit des Sojaproteins; andererseits führt ein zu intensives und zu langes Erhitzen zu einer Verminderung der biologischen Wertigkeit des Proteins. Die Zerstörung betrifft in erster Linie die schwefelhaltigen Aminosäuren Cystin und Methionin, die damit zum limitierenden Faktor werden.

Aus diesem Grunde ist es zweckmäßig, handelsübliches Vollsojamehl mit Methionin zu supplementieren; gleichzeitig muß ein in bezug auf Muttermilch und Kuhmilch vergleichsweise hohes Eiweißangebot in Sojanahrungen erfolgen.

Als Folge einer unvollständigen Denanaturierung des antithyreoiden Faktors können unter Sojaernährung Jodmangelstrumen auftreten. Die Supplementierung mit Jod ist daher allgemein gebräuchlich.

Daneben sind Korrekturen der Mineralstoffzusammensetzung und eine ausreichende Vitaminierung bei der Herstellung von Säuglingsnahrungen auf Sojabasis erforderlich.

Unter Berücksichtigung dieser Gesichtspunkte wurde 1969 von Gaßmann das Sojaval® entwickelt, vom Diätwerk in Halle in den Handel gebracht und klinisch erprobt [1, 4, 5]. 1973 wurde eine Rezepturänderung durchgeführt. Anstelle des zuvor erfolgten Zusatzes eines Kohlenhydratspektrums aus Polysacchariden, Dextrinen, Oligosacchariden, Saccharose und Maltose wurde nun ausschließlich Glukose verwendet [6]. Damit erweiterte sich der Indikationsbereich des Sojaval® auf die Fruktoseintoleranz sowie den Saccharase- und den Maltasemangel. Trotz des mit dem Glukosezusatz verbundenen Osmolaritätsanstiegs auf >600 mosmol/l wurde die neue Nahrung ohne Dumping-Nebenwirkungen vertragen. Chargenabhängig wurden im Laufe der letzten Jahre an unserer Klinik unter Sojaval® jedoch gelegentlich Digestionsstörungen bemerkt, die die Frage nach der Qualität des verwendeten Ausgangsmaterials und der Effektivität des Toastungsprozesses aufwerfen.

Klinische Indikationen zur Sojaval-Ernährung

Der im Gegensatz zu vergleichbaren Produkten des internationalen Marktes breitere Indikationsbereich des Sojaval® gestattet seine Verwendung bereits vor der diagnostischen Klärung der meisten klinisch relevanten Stoffwechselstörungen des Säuglingsalters. Dies gilt in gleicher Weise für die hereditäre Galaktose- und Fruktoseintoleranz wie auch für die verschiedenen Formen der Disaccharidmalabsorption, die Zöliakie und die Kuhmilchallergie.

Während die Indikation zur Sojavalernährung bei den vorgenannten Erkrankungen unumstritten ist, werden für die Kuhmilchallergie Sojanahrungen verschiedendlich zugunsten der Frauenmilchernährung oder Proteinhydrolysatnahrungen abgelehnt. Bei der Inzidenz der Kuhmilchallergie, mit der bei etwa 1% unserer Säuglinge gerechnet werden muß, ist diese Frage von erheblicher praktischer Bedeutung. Prinzipiell sind alle Säuglinge mit intestinaler Kuhmilchallergie auch zur Allergisierung gegen Soja und andere Nahrungsproteine disponiert. Wir haben in unserem Krankengut — wie auch andere Autoren [2, 3] — Doppelallergiesierungen gegen Kuhmilch und Soja gesehen und bei einem Säugling einen schweren anaphylaktischen Schock nach wiederholter Gabe von Soja erlebt. Vieles spricht jedoch dafür, daß sich solche Sensibilisierungen gegen Sojaprotein bei der Nahrungsumstellung auf Sojaval durch Applikation von Prednisolon in niedriger Dosis vermeiden lassen.

International finden Sojanahrungen trotz dieser Einwände nach wie vor breite Anwendung zur diätetischen Behandlung der Kuhmilchallergie. Die Vielgestaltigkeit ihrer Symptome reicht vom Durchfall über Koliken, Ekzeme, Asthma, chronische Bronchitis und Rhinitis bis zur Ablehnung der Flasche und allgemeiner Unruhe [3]. Andererseits existiert keine verläßliche ungefährliche Methode zur Diagnostik der Kuhmilchproteinintoleranz, so daß die Pädiater im Verdachtsfall gern auf eine milchfreie vollwertige Säuglingsnahrung wie Sojaval® zurückgreifen, um ex iuvantibus die Kuhmilchproteinunverträglichkeit zu bestätigen.

Kuhmilch- oder Sojavalernährung bei Dermatitis seborrhoides?

Die nach wie vor ungeklärte Ätiologie der Dermatitis seborrhoides (seborrhoisches Ekzem) der Säuglinge und der immer wieder betonte günstige Effekt auf die Hautveränderungen veranlaßte uns in den zurückliegenden Jahren zu einer alternierenden Reihe mit Sojaval- und Säuglingsnahrungen auf Kuhmilchbasis. Je 43 Säuglinge erhielten bei der Klinikaufnahme Sojaval®, die gleiche Anzahl von an Dermatitis seborrhoides erkrankten Säuglingen wurde mit KiNa oder Milasan ernährt. Die zusätzlich lokale Behandlung der Hautveränderungen bestand in Kalmus-Bädern und Jehosaneinreibungen. Die zu Beginn der Behandlung bestimmten mittleren Serumeiweißwerte lagen mit 5,1 (Sojavalpatienten) und 5,0 g/100 ml (KiNa- und Milasanpatienten) in beiden Gruppen gleich niedrig.

Die mittlere Behandlungsdauer bis zur Rückbildung der seborrhoischen Haut-

veränderungen betrug in der Sojavalgruppe 2,4 Wochen/Kind; in der mit KiNa und Milasan ernährten Gruppe wurde derselbe Effekt erst nach 3,8 Wochen erreicht.
Diese Differenz in der Behandlungsdauer belegt den praktischen Nutzen der Nahrungsumstellung auf Sojaval® bei der Dermatitis seborrhoides. Sie sagt nichts darüber aus, ob der relativ hohe Gehalt an mehrfach ungesättigten Fettsäuren oder aber die Kuhmilcheiweißkarenz unter Sojaval® den entscheidenden Einfluß ausüben. Für Letzteres würden die von uns bei Dermatitis seborrhoides-Patienten gefundenen partiellen Zottenatrophien sprechen [7]. Weitere Kausalzusammenhänge sind auf Grund anderer bestehender Unterschiede zwischen Sojaval® und herkömmlichen Säuglingsfertignahrungen beispielsweise durch die unter Sojaval® erzeugte alkalische Reaktion im Enddarm denkbar.

Bilanz der Sojavalernährung

Das Sojaval® ist heute aus der klinischen und poliklinischen Praxis nicht mehr wegzudenken. Das gilt besonders für diejenigen Kliniken, denen nicht genügend Frauenmilch aus Sammelstellen zur Verfügung steht. Eine Aufschlüsselung der Indikationen für Sojaval® an unserer Klinik ergab, daß diese Nahrung am häufigsten bei Dermatitis seborrhoides, gefolgt von Kuhmilchproteinintoleranz, Malabsorptionssyndromen einschließlich Zöliakie und ungeklärten Gedeihstörungen eingesetzt wurde.
Bei einer Zufuhr der trinkfertigen Nahrung von $^1/_5$—$^1/_6$ des Körpergewichtes betrug die mittlere Gewichtszunahme bei 79 ausgewerteten Fällen 14,7 g je Tag. Im Mittel wurde dabei das Sojaval® über 29,5 Tage verabreicht. Ein Gewichtssturz zwang bei einem der Säuglinge zum Absetzen des Sojavals. Bei weiteren 17 Kindern dieser Gruppe war das Gewichtsgedeihen unbefriedigend, was nur teilweise mit der vorliegenden Grundkrankheit in Zusammenhang gebracht werden konnte. Die Stuhlfrequenz betrug bei 43 Säuglingen 1—3, bei 33 1—4 und bei 3 Säuglingen über 4 Stühle/Tag. Die Stuhlkonsistenz war bei 37 Säuglingen wechselnd, bei 2 Säuglingen dünn und bei den restlichen Patienten normal; die Stühle waren jedoch voluminöser als unter Kuhmilchernährung und hatten als Folge der unvollständigen Eiweißverdauung einen stärker foetiden Geruch und eine alkalische Reaktion.
Dies weist auf die Notwendigkeit hin, die Qualität der Sojakomponente — am besten durch Einsatz eines Sojaproteinisolats — zu verbessern, wie dies bei vergleichbaren Präparaten des internationalen Marktes erfolgt.

Literaturhinweise

[1] Beyreiß, K., R. Künzel und S. Liebe: Dtsch. Gesundheitswesen **26** (1971) 308
[2] Bührdel, P., G. Scheerschmidt, K. Beyreiß, W. Höpfner, E. Keller und P. F. Mahnke: Dtsch. Gesundheitswesen **30** (1975) 1559
[3] Freier, S. and B. Kletter: Clin. Ped. **9** (1970) 449
[4] Gaßmann, B. und W. Heine: Dtsch. Gesundheitswesen **24** (1970) 501
[5] Gaßmann, B., W. Heine und A. Kietzmann: Ernährungsforschung **15** (1970) 81
[6] Heine, W.: Heilberufe **25** (1973) 239
[7] Heine, W., I. Richter, D. Tessmann und H. Heise: Kinderärztl. Prax. **44** (1976) 399

Prof. Dr. sc. W. Heine und
Dr. M. Wigger
Kinderklinik
Bereich Medizin
Wilhelm-Pieck-Universität
Rostock

SALIMA '80 — VII. Internationaler Nahrungsmittelsalon in Brno/ČSSR

Die „SALIMA '80", die in der Zeit vom 20. bis 27. Februar 1980 stattfand, stand unter dem Motto „Früchte der Erde, der Arbeit und des technischen Erfindungsgeistes".
Schwerpunktbranchen der Ausstellung waren Halbfertigprodukte, Fertiggerichte, Konserven und sogenannte „bequeme" Nahrungsmittel sowie technologische Anlagen zur Herstellung derartiger Produkte. Das wissenschaftliche Begleitprogramm hatte im wesentlichen nationalen Charakter. Es fanden folgende Fachveranstaltungen statt:
- Branchentag der Fettindustrie (Thema: „Problematik der industriellen Speisenfertigung"; mit internationaler Beteiligung)
- Bezirkskonferenz der Erfinder- und Neuererbewegungen in den Nahrungsmittelunternehmen des Südmährischen Bezirkes
- Technisches Seminar der Bäckerei- und Konditoreibranchen
- VII. Gesamtstaatliches Seminar über die Güte der Nahrungsmittel und Rohstoffe tierischer Herkunft
- Seminar über „Juristische Problematik der Schutzmarken" in der Branche der Nahrungsmittelindustrie (nur Teilnehmer aus der ČSSR)

Auf einer Fläche von 40000 m² stellten zirka 630 Organisationen und Firmen aus 30 Staaten Exponate in folgenden, für die „SALIMA" traditionellen Branchen aus:
- Nahrungs- und Genußmittel
- Landwirtschaftliche Produkte und Züchtungen
- Nahrungsmitteltechnik einschließlich Fertigungsstraßen
- Laborgeräte zur Ermittlung der Nahrungsmittelqualität
- Fachliteratur und
- Verpackungstechnik.

Um die „Goldsalima 1980" bewarben sich 168 Exponate, 128 Nahrungsmittel und 39 technische Ausrüstungen.
Die ČSSR war mit 89 Exponaten (davon 8 Maschinen und 81 Nahrungsmittelerzeugnisse) vertreten, die sozialistischen Länder boten 34, die übrigen Staaten 45 Exponate.
Die Auswertungskommission des Wettbewerbs unter Vorsitz von Prof. Dr. Bretschneider entschied, für internationale Spitzenerzeugnisse 30, für Maschinen und technologische Anlagen 16 und für Nahrungsmittel 14 Symbole der „Goldsalima Brno 1980" zu verleihen.
Die meisten Auszeichnungen erhielten die Aussteller und Hersteller aus der ČSSR (insgesamt 13 Symbole, davon 5 für Maschinen und technologische Anlagen, 8 für Nahrungsmittel).

Die Goldsalima erhielten folgende Produkte aus der ČSSR:

Nahrungsmittel
- Konzentrate für die Herstellung von Tunken und Soßen (Rajka-Serie)
- löslicher Instantkakao (Granko)
- Aufstrichbutter mit hervorragender Streichfähigkeit
- vitale Trockenhefe
- gefrostete Meerrettichsoße
- helles Lagerbier (12%, Sorte „Svetovan")
- Apfelsorte „Idared"
- Salatzichorie (Knospen, Sorte Tardivo)

Technologische Einrichtungen
— Kontinuierliche Butterungsmaschine Typ KM 2000 (Hersteller: Nationalunternehmen Choteborske Strojirny, Chotebor); Maschine mit einer Leistung von 1000 bis 3000 kg Butter aus süßem, halbsaurem und saurem Rahm mit verschiedenem Fettgehalt. Ein eingebautes Aquameter erlaubt ein kontinuierliches Messen des Wassergehaltes im Bereich zwischen 16 und 40%
— Palettisiereinrichtung P AZ 1200 (Hersteller: Nationalunternehmen Tesla Hradec Křalové); die Einrichtung ist für Flaschenkästen konstruiert, Leistung: 1200 Kästen pro Stunde.
— Malzkeimkasten, System Saladin (Hersteller: Strojàbal, Resortunternehmen, Hradec Králove); Großraumanlage mit zentraler Luftkonditionierung
— Großtank zum Transport von Flüssigkeiten (Hersteller: Poldi-Spojeňe ocelárny, N.U. Kladno); ein 24000 Liter fassendes Gefäß aus nichtrostendem austenisiertem Stahl zum Transport flüssiger Nahrungsmittel mit einer maximalen Dichte von 1,03
— Flaschenfüllmaschine Monobloc mit Kronenschließvorrichtung, Typ Rotus 86 (Hersteller: Nationalunternehmen Choteborské Strojirny, Chotebor); die Einrichtung ist zum Füllen und Verschließen von CO_2-gesättigten alkoholischen (Bier) und alkoholfreien Getränken bestimmt. Leistung: 36000 Flaschen à 0,5 Liter pro Stunde.
Die restlichen 17 Auszeichnungen erhielten:
Indien: Schwarzer Pfeffer, Sorte Malabar
Kuba: Grapefruitsaft
SFR Jugoslawien: Mehlmischungen zur Herstellung von Palatschinken, Torten und Feingebäck
UdSSR: Trockenerbsen (Neuzüchtung) und Stör in Tomatensauce
Ungarn: Salat aus roten Paprikaschoten
Japan: Schneidemaschine für Räucherwaren Jotai-Hotary — 290 V (Hersteller: Jotai Co. Ltd. Tokyo); geeignet für Räucherwaren mit einem Durchmesser von 16—40 mm. Leistung: 300 Schnitte pro Minute
Niederlande: Fleisch/Knochen-Separator MRS 30 (Hersteller: Selo-Protecon B.V. Oldezaal, Niederlande); bei der Separation wird eine hohe Fleischausbeute bei niedrigem Kalziumgehalt erreicht (0,03 bis 0,25%). Die Stundenleistung beträgt 1000—1200 kg Rohstoff
Kombinierte Kloakenschneide und Bauchhöhlenöffnungsmaschine V 16 (Hersteller: Stork PMI B.V., Boxmeer, Niederlande); durch ihre Einstellmöglichkeit ist die Maschine für Broiler mit einem Gewicht zwischen 950 und 2400 g geeignet. In einer Stunde können bis zu 4000 Broiler verarbeitet werden
BRD: Vakuum-Homogenisator Disko V 160/400 (Hersteller: Koruma-Maschinenbau P. Hauser KG, Neuenburg a. Rhein); leistungsfähiger Vakuumhomogenisator zum Mischen, Dispergieren und Homogenisieren von Suspensionen, viskosen Flüssigkeiten und Pasten
„Polyclip"-Automat Typ FCA-S 3451 (Hersteller: Niedecker GmbH, Frankfurt-Rödelsheim); der Automat verschließt Verpackungen von Wurst- und Räucherwaren mit Durchmessern zwischen 40 und 105 mm. Er kann mit einer Wurstfüllmaschine gekoppelt werden
Standbeutel-Form-Füll- und Verschließmaschine Typ BM/St (Hersteller: Robert Bosch GmbH, Bergisch-Gladbach); Verpackungs- und Füllmaschine für Flüssigkeiten in Beutel mit stehfähigem Boden. Die Leistung beträgt 1800—5500 Beutel pro Stunde
Schweden: Kartonverpackungsmaschine Typ MP (Hersteller: Sprinter System AB, Hahnstad); Verpackungsmaschine für Fertigspeisenlinien des Systems Traytite
Schweiz: Fleischmisch- und Zerkleinerungsanlage Conti-Cutter CC-130-1 t (Hersteller: Brueniler AG, Maschinenfabrik, Buttikon); Anlage zum Zerkleinern, Mischen, Evakuieren, Aufwärmen und Abkühlen des Bräts
USA: Zählvorrichtung für Mikroorganismen (Hersteller: Spiral Systems Marketing, Bethesda, Maryland); der Zähler arbeitet nach dem Laser-Prinzip. Die Ergebnisse werden von einem eingebauten Mikrorechner bearbeitet. Die Bestimmungsgenauigkeit ist mit klassischen Methoden vergleichbar, die Arbeitsproduktivität wird erheblich gesteigert
Großbritannien: Schlupfbrüter Buckeye Typ S.N. 4 (Hersteller: Buckeye Company, Ltd. Gloucester); der Schlupfbrüter hat eine Kapazität von 19000 Eiern in 4 Wagen. Der im Mittelteil angebrachte Ventilator gewährleistet gleichmäßige Bedingungen innerhalb des gesamten Raumes
Ungarische VR: Analysator von Getreideprodukten Typ Infrapid 81 (Hersteller: Labor MIN, Budapest); die Herstellung erfolgt auf Lizenzbasis (Firma Neotec Instruments, Maryland, USA). Bei drei ausgewählten Wellenlängen werden entsprechend den Maxima der Absorbtionskurven im Infrarotbereich Eiweiß, Fett und Wasser bestimmt
Trotz der bei den ČSSR-Ausstellern vorhandenen Ansätze wurde eine dem Schwerpunkt der SALIMA '80 gerecht werdende umfassende Darstellung der Problematik „Halbfertig- und Fertigprodukte" nicht erreicht. Damit konnte auch das 1979 postulierte Ziel, den Nahrungsmittelsalon SALIMA von einer „Zurschaustellung" von Waren zu einer mehr fachlich orientierten Ausstellung zu entwickeln, noch nicht verwirklicht werden.
Die SALIMA 1981 wird vom 18. bis 25. Februar in Brno mit dem Schwerpunkt „Rohstoffe in der Nahrungsmittelindustrie" stattfinden. Nach 1981 soll die Ausstellung nur noch alle zwei Jahre, also erst wieder 1983 ihre Pforten öffnen.

G. Rehfeld

Neu im Buchhandel:

Kleine Lebensmitteltabelle

Gehalt an Energie und Nährstoffen in Lebensmitteln

Zusammengestellt und bearbeitet von Dr. sc. nat. M. Möhr und F. Pankraths; erschienen in der 1. Auflage 1980 im Verlag Volk und Gesundheit Berlin, Preis 1,50 M.
Diese kleine Lebensmitteltabelle ist genau das, was Praktiker und Normalverbraucher schon lange suchen:
— sie informiert schnell im Haushalt, in der gesellschaftlichen Speisenwirtschaft, im Gesundheitswesen, in der Nahrungsgüterwirtschaft, Lebensmittelindustrie und im Lebensmittelhandel
— sie gibt einen Überblick über den Gehalt an Energie und Nährstoffen von 320 ausgewählten gebräuchlichen Lebensmitteln
— sie berücksichtigt typische Produkte aus dem Lebensmittelsortiment der DDR
— sie weist auf energiereduzierte, fettreduzierte und kochsalzarme Lebensmittel hin
— sie ist allgemeinverständlich und leicht zu handhaben (4 Druckseiten, dünner Karton) und
— sie ist mit 1,50 M ausgesprochen preiswert.
Durch die Bildung von Sammelpositionen (z. B. Obstkuchen, Vollkornbrote, Hülsenfrüchte) oder Zusammenfassung von mehreren Produkten mit ähnlicher Zusammensetzung, die in einer Zeile genannt und mit dem Mittelwert ausgewiesen werden (z. B. Salami, Zervelat-, Schlackwurst) ist es gelungen, viele Lebensmittel in dieser Tabelle unterzubringen.

F. Baum

Neue Ergebnisse der warenkundlichen Mikrobiologie

Der gegenwärtige Stand der warenkundlichen Mikrobiologie wurde auf dem 2. wissenschaftlichen Kolloquium im Studienjahr 1979/80 analysiert, das am Wissenschaftsbereich Warenkunde der Handelshochschule Leipzig Ende Mai 1980 durchgeführt wurde. Die warenkundliche Mikrobiologie ist ein Lehr- und Forschungsgebiet, das sich mit den Beziehungen zwischen Waren, Mikroorganismen und Umweltbedingungen befaßt und wichtige Voraussetzungen für die Verbesserung der Qualitätskontrolle und für die Erhaltung der Erzeugnisqualität beim Transport sowie bei der Lagerung und beim Güterumschlag liefert.

Anlaß für das Kolloquium war die Feststellung, daß die Untersuchungen über die Entwicklung von Mikroorganismen auf Waren wichtige Erkenntnisse über die Infektion der Waren durch Mikroorganismen und über die Entwicklung von Mikroorganismen auf Waren von großer Bedeutung für die Erhaltung der Erzeugnisqualität sind. Besonders wichtig für die Schadensverhütung sind dabei die Befunde über die spezifischen Wachstumsbedingungen, die die Mikroorganismen auf Waren finden und über den möglichen Stoffaustausch zwischen Waren und Mikroorganismen.

Im Mittelpunkt des Kolloquiums standen zwei Vorträge von Prof. Stantschew vom Lehrstuhl für Warenkunde an der Blagoew-Hochschule für Volkswirtschaft in Varna, der mit seinen grundlegenden Untersuchungen über die Entwicklung von Mikroorganismen auf Waren das Gebiet der warenkundlichen Mikrobiologie begründet hat.

In Vorträgen befaßte er sich mit der Entwicklung der warenkundlichen Mikrobiologie, mit dem Wassergehalt der Waren sowie dem Ablauf mikrobieller Prozesse in den Waren. In den Vorträgen wies er u. a. nach, wie mit Hilfe der Forschungsergebnisse zur warenkundlichen Mikrobiologie die Qualitätsforderungen an Waren und Verpackungen präzisiert und die Warenpflege beim Transport und bei der Lagerung qualifiziert werden können.

In der Diskussion wurde u. a. darauf hingewiesen, daß man bereits beim gegenwärtigen Stand der warenkundlichen Mikrobiologie aus der Mikroflora auf den Waren auf die Bedingungen schließen kann, denen die Waren bei der Infektion sowie anschließend bei Transport und Lagerung ausgesetzt sind.

Einen breiten Raum nahmen in der Diskussion Fragen der mikrobiologischen Qualitätskontrolle sowie der Nutzung der Ergebnisse der warenkundlichen Mikrobiologie für die Warenpflege und speziell für den Verpackungseinsatz ein. Prof. Stantschew berichtete in diesem Zusammenhang, in welchem Umfang in der VR Bulgarien bereits die Standards Festlegungen zum zulässigen Gehalt an Mikroorganismen enthalten. Gleichzeitig wies er darauf hin, daß auch die mikrobiologischen Prüfmethoden in Bulgarien standardisiert worden sind.

Dr. Achtzehn vom Hygiene-Institut des Bezirkes Halle gab in diesem Zusammenhang eine Übersicht über die Arbeiten, die z. Z. zur Entwicklung von RGW-Standards für die mikrobiologische Qualitätskontrolle durchgeführt werden. Es handelt sich hierbei um einen Komplex von Standards, der bis 1985 fertiggestellt werden soll und der u. a. die Verfahren der Probenahme für mikrobiologische Kontrollen ebenso berücksichtigen wird wie die Nährböden und die aus der Sicht der Warenpflege bemerkenswerten Keime.

Am Beispiel von Untersuchungen, die er zum Versand von Kakaobohnen durchgeführt hat, erläuterte Prof. Stantschew, wie man aus der Mikroflora auf Waren auf die Bedingungen der Infektion sowie des Transports und der Lagerung schließen kann. Grundlage für diese Schlüsse sind die Kenntnisse über die Anforderungen der Mikroorganismen an die Umwelt und den Einfluß der Umwelt auf die Entwicklung der Mikroorganismen sowie speziell die Kenntnisse über die Vermehrung und das Wachstum der Mikroben. Auf Kakaobohnen wurde — je nach Transportbedingungen — ein unterschiedliches Verhältnis von α-mesophilen und β-mesophilen Schimmelpilzen beobachtet (α-mesophile Pilze mit einem Wachstumsoptimum +25 °C bis +28 °C und β-mesophile Pilze mit einem Wachstumsoptimum von +30 °C bis +37 °C).

Prof. Grundke wies auf die am Wissenschaftsbereich Warenkunde der Handelshochschule Leipzig durchgeführten Untersuchungen über Prozeßablauffolgen hin, die zu Warenschäden führen. Bei der Rekonstruktion zahlreicher Schadensfälle war das Zusammenspiel von Erzeugnis, Mikroorganismen und Umwelt zu erkennen. Eine in Vorbereitung befindliche Monographie wird eine Übersicht über diese Arbeitsergebnisse vermitteln.

G. Grundke

11. Mitgliedervollversammlung des WDE

Oberhof in Thüringen war am 9. und 10. September 1980 Tagungsort der 11. Mitgliedervollversammlung des Warenzeichenverbandes „Diätetische Erzeugnisse“, die die Aufgaben des Verbandes in den 80er Jahren behandelte und einen Beitrag zur Vorbereitung des X. Parteitages der SED darstellte.

Das Grundsatzreferat des Vorstandes, das auf einer Analyse des erreichten Standes und seiner kritischen Bewertung die Aufgaben des Verbandes in den 80er Jahren entwickelte, wurde vom Vorstandsvorsitzenden, Dipl.-Ök. Fritz Schmidt, vorgetragen. Das Referat ergänzte ein Vortrag von Prof. Dr. habil. W. Schmidt (Bereich Ökonomie der Nahrungsgüterwirtschaft und Lebensmitteltechnologie der Humbolt-Universität Berlin) über die „Höhere Effektivität der Produktion, Verteilung und Konsumtion der Nahrungsgüter“ sowie ein Beitrag des Direktors des Zentralinstituts für Ernährung der AdW der DDR, Prof. Dr. habil. H. Haenel, zum Thema „Die Forschungsstrategie zur Ernährung der 80er Jahre“. Drei Arbeitsgruppen führten zu den Problemen einen Erfahrungs- und Meinungsaustausch, dessen Auswertung im Plenum erfolgte.

In den Schlußbemerkungen wurden die prinzipielle Bedeutung dieser Beratung hervorgehoben und die folgenden beiden Grundprobleme in den Mittelpunkt gestellt:

1. Die bisherigen Fortschritte in der Gestaltung des Sortiments und seines Umschlags im Komplex von der Produktion bis zum Einzelhandel und Verkauf an den Kunden genügen noch nicht den neuen Anforderungen, die insbesondere hinsichtlich

— der Effektivität der Produktion (Rohstoffeinsatz und -veredlung, Produktionstechnologie, Qualität einschließlich Verpackung und Werterhaltung)
— der Effektivität im Angebot und Verbrauch und der Warenbewegung einschl. Bestands- und Lagerwirtschaft sowie Vertrieb

gestellt werden müssen.

Als Schlüsselfragen wurden im Erfahrungsaustausch herausgearbeitet:

— die weitere Qualifizierung der sortimentskonzeptionellen Arbeit durch noch bessere Nutzung der Erkenntnisse der Ernährungswissenschaft und der Vertiefung der Kooperation zwischen Handel und Produktion; wobei insbesondere Reserven aus der örtlich geleiteten Produktion (Kombinate der Fleisch-, Milch-, Getränke- und Backwarenindustrie) gehoben werden müssen
— die weitere Durchsetzung und Qualifizierung des Qualitätssicherungssystems von der Produktion bis zum Verbraucher
— die Einordnung unserer Sortimente, sowohl für diätbedürftige Bevölkerungsgruppen (Kinder- und Diabetikernahrung) wie auch energiereduzierte Lebensmittel für breitere Kreise der Bevölkerung, in die straffe staatliche Leitungstätigkeit zur Erhöhung der Effektivität in der Versorgung und Ökonomie in Verbindung mit den Anforderungen zur Gestaltung der Kooperation zur Produktion und zwischen Groß- und Einzelhandel.

Es wurde als ein weiterer Fortschritt bewertet, daß zu diesen Fragen seitens des Ministeriums für Handel und Versorgung eine zentrale Ausrichtung an die Räte der Bezirke erfolgen wird, die bis in die Bereiche der Räte der Städte und Gemeinden einheitliche Regelungen

— zur Sortimentsgestaltung im Angebot der Verkaufseinrichtungen
— in der Anwendung der Bestell- und Lieferorganisation im Handel
— der Gestaltung des Einzelhandelsnetzes
— der Koordinierung der Informationstätigkeit

ermöglicht.

Die Nutzung der guten Erfahrungen des Bezirkes Cottbus in der Versorgung mit diätetischen Lebensmitteln können dabei wesentlich zur Beschleunigung der Durchsetzung der Aufgaben beitragen.

2. Mit den aktuellen Fragen der Erhöhung des Versorgungseffektes bei gleichzeitiger Senkung der dazu erforderlichen Aufwendungen auf ein gesellschaftlich notwendiges Maß werden Probleme der Zukunft angepackt und zur Lösung vorbereitet. In diesem Sinne bildet das diätetische Warensortiment ein Modell für die Organisation der Bedarfsermittlung und -beeinflussung, der Planung und Bilanzierung, Verpackung und Warenbewegung einschließlich Bestands- und Lagerwirtschaft und Angebot an die Bevölkerung. Es geht darum, die mit dem Gesamtprozeß verbundenen Anforderungen in ihrer Lösung bereits im Keim des Neuen sichtbar zu machen, Lösungen sorgfältig vorzubereiten und zu praktizieren, damit sich das Neue entwickeln und schließlich zur vorherrschenden Form heranreifen kann.

Dabei werden folgende Hauptprobleme zu bewältigen sein:

- Die noch wirksamere Koordinierung des wissenschaftlich-technischen Vorlaufes und des Zusammenwirkens von Wissenschaft und Praxis bei seiner Umsetzung unter Nutzung der erheblich durch die Kombinatsbildung gewachsenen Möglichkeiten
- Die volle Nutzung der heute bereits gebotenen Möglichkeiten der Qualifizierung der Leiter und Spezialisten an den Hoch- und Fachschulen und in den Betriebsakademien
- Praktische Experimente zur Erhöhung der Wirksamkeit ökonomischer Hebel bis hin zur materiellen Interessiertheit der Mitarbeiter.

Nach gründlicher Auswertung im Vorstand des Warenzeichenverbandes sollen die Ergebnisse dieser Mitgliedervollversammlung mit den Kooperationspartnern beraten und daraus weitere Schlußfolgerungen abgeleitet werden.

F. Schmidt

Jahrestagung der „Gruppe Europäischer Ernährungswissenschaftler“ (GEN) 1980 in Jena

Das diesjährige Symposium der „Gruppe Europäischer Ernährungswissenschaftler“ stand unter dem Thema **„Die Ernährung im frühen Kindesalter und ihre Auswirkungen auf das spätere Leben“.**

Es wurde gemeinsam mit der Gesellschaft für Ernährung in der DDR und der Pädiatrischen Gesellschaft in der DDR organisiert und vom 14.—16. Oktober 1980 in Jena durchgeführt.

Wie auf den Symposien dieser Studiengruppe üblich [siehe Ernährungsforschung **25** (1980) S. 92], wurden von Spezialisten (Klinikern, Biochemikern, Ernährungswissenschaftlern) Übersichtsvorträge gehalten, die oft Anlaß zu ausführlichen Diskussionen waren. Im folgenden werden die einzelnen Vorträge kurz besprochen, da sie den gegenwärtigen Kenntnisstand der abgehandelten Problematik widerspiegeln. Die Vorträge selbst werden in der Bibliotheca Nutritio et Dieta (S. Karger-Verlag, Basel) veröffentlicht werden.

Eingeleitet wurde die Tagung mit einem Referat des Stellvertretenden Ministers für Gesundheitswesen der DDR, Frau Dr. A. Toedtmann, sowie einer kurzen Einführung des DDR-Mitgliedes der GEN, Prof. Dr. Haenel, die zunächst auszugsweise wiedergegeben werden.

Nach einleitenden Worten der Begrüßung ging der Stellvertreter des Ministers zunächst auf die Tatsache ein, daß die DDR als Gastgeberland gewählt wurde und sagte u. a.: „In aller Bescheidenheit sehen wir darin einen Ausdruck der Wertschätzung all dessen, was auf diesem Gebiet bisher von den Wissenschaftlern und Ärzten, von den über 460000 Mitarbeitern des Gesundheits- und Sozialwesens unseres Landes geleistet wurde.“

Dann unterstrich Frau Minister Dr. Toedtmann besonders die Gesundheitspolitik in der DDR: „Der Gesundheitsschutz der Bürger, ihre medizinische und soziale Betreuung, sind seit Bestehen unseres Staates fester Bestandteil der Politik der Partei der Arbeiterklasse und der Regierung. Der gesundheitlichen Fürsorge für Mütter, Kinder und Jugendliche gilt dabei besondere Aufmerksamkeit.

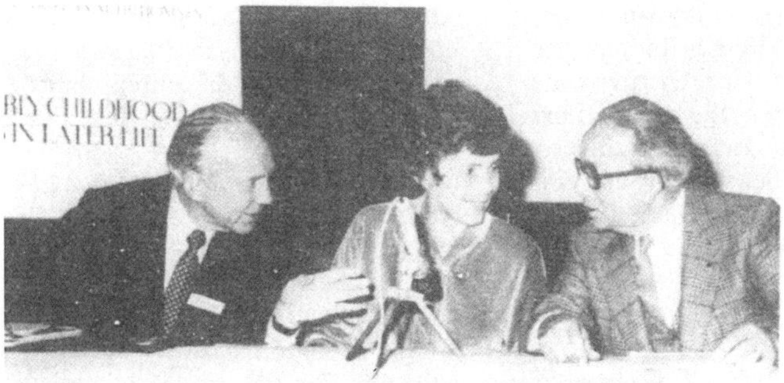

Blick auf das Präsidium des GEN-Symposiums: Tagungsleiter Prof. Dr. Haenel und Frau Minister Dr. Toedtmann im Gespräch mit dem Präsidenten der GEN, Prof. Dr. Somogyi (Schweiz)

Bereits im ersten Jahr nach der Gründung der DDR verabschiedete die Volkskammer das ‚Gesetz über den Mutter- und Kinderschutz und die Rechte der Frau', das Grundlage war und ist für die Realisierung der Rechte der Frauen und Kinder und die verpflichtende Sorge für sie seitens unseres Staates, gemeinsam mit allen gesellschaftlichen Kräften. Dieses Gesetz ist seit langem de jure und de facto verwirklicht. Es ist zweifelsohne ein gutes Gefühl und es macht glücklich, nach über 30jähriger anstrengender, mühevoller Arbeit sagen zu können: Wir haben die von der UNO vor zwei Jahrzehnten proklamierten Grundsätze für die Rechte jedes Kindes nicht nur verwirklicht, sondern eine weit darüber hinausgehende umfassende Fürsorge für das Wohlergehen der Kinder und Jugendlichen. Die gesellschaftliche Sorge um die gesunde körperliche und geistige Entwicklung jedes Kindes beginnt in der DDR schon vor seiner Geburt mit der Fürsorge und medizinischen Betreuung der schwangeren Frau und wird vom ersten Lebenstag an beim Kind kontinuierlich fortgeführt bis zum Erwachsenenalter."

Frau Minister Dr. Toedtmann unterstrich das uneingeschränkte Wirken zum Wohle der Kinder in der DDR, das durch die Beschlüsse des VIII. und IX. Parteitages der SED seine Bestätigung fand, und erklärte: „Gemeinsam wissen wir dabei auch um die noch nicht gelösten Probleme, die nicht ausbleiben, die wir real einschätzen und Schritt um Schritt, unseren Möglichkeiten entsprechend, lösen. Die Ergebnisse der Leistungen der DDR für die Frauen, Mütter, Kinder und Jugendlichen hat die Regierung der DDR anläßlich der 2. Weltfrauenkonferenz der UNO — die bekanntlich im Juli 1980 in Kopenhagen stattfand — an den Generalsekretär der Vereinten Nationen übermittelt."

Dann nannte der Minister einige Beispiele, die für sich sprechen:

„Die Säuglingssterblichkeit betrug 1949 78 auf 1000 Lebendgeborene. 1979 nur noch 13!

Die Müttersterblichkeit sank von 16,5 auf 10000 Geburten im Jahre 1952 auf 1,7 im Jahre 1979.

Mehr als 30 Millionen Mark werden jährlich für Impfstoffe bereitgestellt. Viele gefährliche Infektionskrankheiten wurden ausgerottet, andere erheblich reduziert.

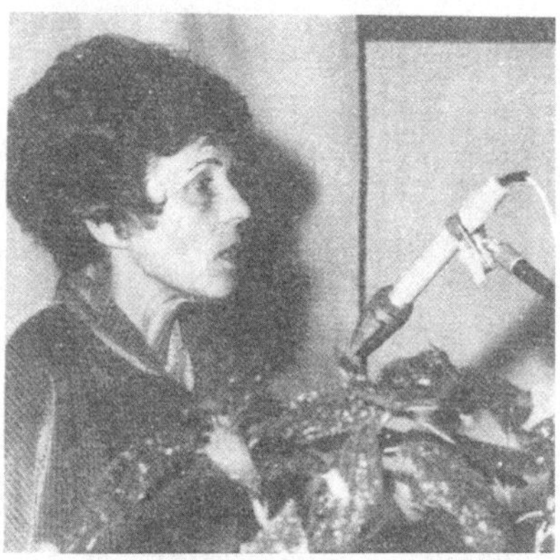

Frau Minister Dr. Toedtmann begrüßte die in- und ausländischen Gäste

Der Schwangeren- und Wochenurlaub ist von 11 Wochen im Jahre 1950 seit 1976 auf 26 Wochen erhöht worden.

Die Zahl der Krippenplätze ist kontinuierlich erhöht worden: Konnten 1949 nur 0,8% der Kinder im Alter bis zu 3 Jahren betreut werden, so sind es heute über 60% der Kinder dieser Altersgruppe.

Die Kindergartenplätze sind um ein Vielfaches angestiegen. 1955 standen für 34% der Vorschulkinder Plätze zur Verfügung, 1979 waren es weit über 90%, Ende 1980 steht für jedes Kind, dessen Eltern es wünschen, ein Kindergartenplatz bereit.

In der ambulant-medizinischen Betreuung verfügte die DDR für Kinder und Jugendliche bis zu 16 Jahren 1964 über einen Pädiater auf 10565, 1979 betrug diese Relation 1:2126! Gegenwärtig verfügt die DDR über fast 1000 Einrichtungen für die Schwangerenbetreuung sowie über zirka 10000 Mütterberatungsstellen."

Nachdem der Minister noch kurz auf die erfreuliche Geburtenentwicklung einging — von 1974 zu 1979 ein Anstieg von zirka 30%, das bedeutet 1979 über 235000 Geburten — lenkten die Ausführungen die Aufmerksamkeit der Symposiumsteilnehmer auf die seit Jahren in der DDR bestehenden Rechtsbestimmungen u. a., die auf der Grundlage von Empfehlungen des Zentralinstituts für Ernährung der AdW der DDR vom Ministerium für Gesundheitswesen auch für Kleinkinder in Krippen und Heimen, Kinder in Kindergärten und für Schüler erlassen wurden sowie auf das ausreichende Sortiment an Kindernahrung der verschiedensten Formen.

Während Frau Minister Dr. Toedtmann einerseits betonte, daß seit Jahren durchgeführte Tausende von Untersuchungen durch die Staatliche Hygieneinspektion eine gute Übereinstimmung der vorgegebenen gesetzlichen Normen mit der täglichen Praxis gezeigt und auch das Engagement der Köche für eine gesundheitsfördernde Ernährung der Kinder gezeigt hätten, unterstrich sie andererseits, daß noch nicht immer die neuesten wissenschaftlichen Erkenntnisse auf dem Gebiet der Ernährung schnell genug in der Praxis der Lebensmittelproduktion wirksam werden.

„Wir haben u. a. hier noch Probleme in der Erhöhung des Laktosegehaltes und der Optimierung des Mineralstoffgehaltes in den für Säuglinge vom Handel angebotenen Milchnahrungen. Für eine rationelle Ernährung als wesentlichem Teil des Gesundheitsschutzes ist die gute Kooperation zwischen Wissenschaft, Gesundheitswesen, Industrie und Handel eine unabdingbare notwendige Voraussetzung. Im Wissen darum haben unsere Ernährungswissenschaftler, gemeinsam mit dem Gesundheitswesen und der Industrie, auf Maßnahmen orientiert, die der Optimierung der Nahrungen dient."

Abschließend wandte sich Frau Minister Dr. Toedtmann noch einmal direkt an die Teilnehmer des Symposiums: „Ihr wissenschaftliches Programm läßt erkennen, daß in den entwickelten Industriestaaten nicht Probleme der Mangelernährung der Säuglinge und Kleinkinder bestehen, sondern vielmehr Fragen der Überernährung und ihrer Auswirkungen auf die Gesundheit der Kinder im späteren Leben.

Wir werden seitens des Ministeriums für Gesundheitswesen eine sorgfältige Auswertung Ihrer Tagung vornehmen,

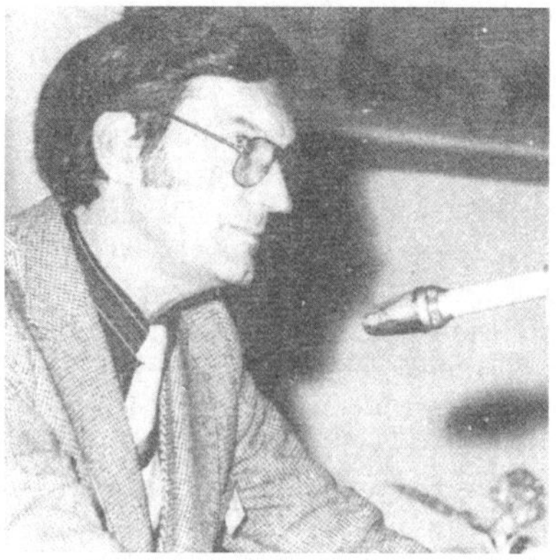

Der schwedische Prof. Dr. Hambraeus während seines vielbeachteten Beitrages

ebenso wünschen wir, daß die Resultate Ihrer Tagung und generell die Ihres Wirkens in Forschung und Praxis von Nutzen sein mögen für alle Kinder dieser Erde. Mehr als 250 Millionen Kinder in der Welt hungern, sind mit Eiweiß ungenügend versorgt, leiden an Erkrankungen durch Mangel an essentiellen Nahrungsfaktoren ... viele sterben. Seien wir uns gerade im Gedanken daran auch dessen bewußt, daß das Ziel jeder wissenschaftlichen Veranstaltung, daß die Umsetzung ihrer Ergebnisse in die Praxis nicht losgelöst gesehen werden können von den entscheidenden politischen Fragen unserer Zeit ..."

Im Anschluß an diese Ausführungen von Frau Minister Dr. Toedtmann sprach der Direktor des Zentralinstituts für Ernährung der AdW der DDR, Prof. Dr. H. Haenel, und ging in seinen einleitenden Bemerkungen zunächst auf die Zielstellung des Symposiums ein:

„Leben ist Veränderung in der Zeit, ein Aufeinanderfolgen von Ereignissen, ein System ständiger Veränderungen und Modifizierungen, sowohl im Verlauf der Evolution als auch im individuellen Leben.

Der individuelle genetische Hintergrund bestimmt Geschlecht und Hautfarbe und gibt die Basis ab für die späteren strukturellen, metabolischen und psychischen Eigenschaften. Dieser Bauplan, dieses Muster des Lebens wird ständig und stark beeinflußt durch das Spektrum an Einflüssen und Informationen, die, aus der Umgebung stammend, auf den Menschen einwirken. Dazu gehören beim Ungeborenen der mütterliche Uterus und die mütterliche Blutversorgung des Embryos; dazu gehören die hygienische, sozialökonomische und kulturelle Situation, die Liebe, Fürsorge und geistige Stimulierung, die gesundheitlichen Risiken, die auf Säugling und Kleinkind einwirken, um einige der wesentlichen Faktoren zu nennen.

Die Zielstellung des Symposiums bezieht sich auf die Ernährung in der frühen Kindheit und ihre Auswirkungen im späteren Leben. Sie konzentriert sich auf die Qualität der frühkindlichen Ernährung und schließt die Fragen ein, ob und wie diese frühkindliche Ernährung langanhaltende Konsequenzen für den Menschen bewirkt:

- für die volle Ausschöpfung des genetischen Potentials
- für die lebenslange physische und psychische Gesundheit bzw. für die Krankheitsbereitschaft
- für die Lebenserwartung
- für die Fähigkeit, sich mit besonderen Belastungen, mit übermäßigem Streß oder mit Infektionen auseinanderzusetzen
- für die Fähigkeit, der Entstehung, Entwicklung und Verschlimmerung chronisch-degenerativer Erkrankungen zu widerstehen
- für die Fähigkeit, ein ausgeglichenes, harmonisches und aktives Leben zu führen
- für die Fähigkeit, die genetische Grundlage des eigenen Lebens an nachfolgende Generationen weiterzugeben.

Es existiert eine Reihe von Informationen, daß die frühkindliche Ernährung nachhaltige, andauernde Wirkungen hat, besonders erkennbar unter extremen Bedingungen:

- schwere Unterernährung bei unterprivilegierten Kindern mit negativen Konsequenzen für körperliche und geistige Entwicklung und Zustand
- Beziehungen zwischen Überernährung oder unausgewogener Ernährung in der Kindheit und der frühen Entwicklung arterieller und anderer degenerativer Prozesse
- starke Energie-Restriktion bei jungen Versuchstieren, zu erheblicher Verlängerung der Lebensdauer führend
- der Einfluß der Ernährung in der Wachstumsphase auf Körpergröße und -gestalt, z. B. nachzuweisen bei kleinwüchsigen Japanern bei einer traditionellen japanischen Kost, verglichen mit großen Japanern bei der für westliche Industriestaaten typischen Kost, beide Gruppen offenbar gesund (mit der merkwürdigen Ausnahme der japanischen Ringer, Riesen auf der Grundlage einer traditionellen Ernährungsweise)
- der wahrscheinliche Einfluß (auch) der Ernährung auf Wachstumsgeschwindigkeit und körperliche Entwicklung, zusammengefaßt unter dem Begriff Akzeleration, in den letzten 100 Jahren bei Kindern im Alter von 6—11 Jahren zur Erhöhung des Durchschnittsgewichtes um 15—30% und der durchschnittlichen Körpergröße um 10% führend
- in der Kindheit ausgeprägte Ernährungsverhaltensweisen — z. B. Überernährung —, mehr oder weniger modifiziert im ganzen weiteren Leben beibehalten
- der schützende Effekt der Brusternährung gegenüber späteren allergischen Erkrankungen sowie gegenüber Infektionen.

Mit diesen und weiteren Beispielen ist anzunehmen, daß die Ernährung des Ungeborenen, des Neugeborenen und des Kindes in der weiteren Wachstumsphase nachhaltige prägende Wirkungen in vieler Hinsicht hat. Es stellt sich die Frage nach den zugrunde liegenden Mechanismen:

- die Menge an Nahrungsenergie
- Menge und Qualität des Eiweißes
- das Energie:Eiweiß-Verhältnis
- der Einfluß einzelner Mikronährstoffe, Überschuß oder Mangel
- die Kombination, das Gleichgewicht oder Ungleichgewicht von Nährstoffen
- die Dauer der Anwendung oder der Einwirkung, die Wachstumsphase, in der die Einwirkung erfolgt
- soziale oder psychische Stimulierung, Erziehung, körperliche Aktivität
- der Einfluß von Arzneimitteln, von Xenobiotika
- der Einfluß von Infektionen
- die Kombination mit anderen, nicht mit der Ernährung zusammenhängenden Faktoren.

Die ersten Lebensstadien — intrauterin und postnatal bis zum 1. Lebensjahr — sind die verwundbarsten, und der Verlust an Leben in dieser kurzen Periode ist größer als in den nächsten 60 Jahren menschlicher Existenz:

- die neue genetische Konzeption des befruchteten Eies muß ihre Lebensfähigkeit erweisen, nicht immer erfolgreich
- der sich entwickelnde Fötus durchläuft die empfindlichen Stadien der Gewebe und Organdifferenzierung, nicht immer im Hinblick auf normale oder lebensfähige Strukturen und Funktionen
- die biologische (anthropometrische, physiologische, biochemische mikrostrukturelle, psychologische, immunologische ...) Individualität bildet sich in Abhängigkeit von der genetischen und der Umweltstruktur heraus.

Wie und in welchem Umfang die Ernährung mit diesen Prozessen in Wechselwirkung tritt oder sie ausrichtet, wie die individuelle Ernährung im frühen Alter die lebenslange Individualität formt, ist eine wichtige Frage. Vertiefte Kenntnis dieser Wechselbeziehungen sollte zu einem besseren Verständnis führen, wie man mit Hilfe der Ernährung zu besserer Entwicklung, Gesundheit und Leistungsfähigkeit gelangen kann.

Wenn man über die Konsequenzen frühkindlicher Ernährung spricht, stellt sich die Frage nach den praktischen Zielen in der Ernährung:

Natürlich ist es das letzte Ziel von Wissenschaft und Medizin, beizutragen zu Gesundheit, Lebenserwartung, Verminderung von Schmerzen und Leiden, allgemein zu sozialem, psychischem und physischem Wohlbefinden.

Aber auf welche Weise kann man sich diesem Ziel nähern, welche Faktoren sind in Betracht zu ziehen:

— die Ernährung der Schwangeren
— die Dauer der Brusternährung, Einsetzen und Qualität der künstlichen Säuglingsernährung
— die Art der Ernährungsweise, geistige Stimulierung, Streß und Erfahrung, soziale Beziehungen, Kindergarten- und Schulerziehung
— die ständige Erfüllung oder sogar Übererfüllung der wissenschaftlichen Nährstoffempfehlungen?
— die volle Ausschöpfung des Wachstumspotentials, d. h. die Orientierung auf möglichst große Menschen?
— der höchstmögliche hygienische Standard, der Umfang der Belastung mit Xenobiotika oder Pharmaka?“

Prof. Haenel zog folgende Schlußfolgerungen und betonte: „Genetische und Umweltfaktoren, die Homöostase und Gesundheit formen, sind miteinander in einem unübersichtlichen System verbunden. In jeder speziellen und individuellen Situation entsteht eine mehr oder weniger einmalige Situation. Angeborene Stoffwechselstörungen wie die Phenylketonurie hängen primär von genetischen Defekten ab, aber die Ernährung kann so angepaßt werden, daß mögliche Schäden kompensiert werden. Skorbut ist primär ein Ernährungsmangel, aber die individuelle Empfindlichkeit gegenüber einem Vitamin-C-Mangel kann erheblich differieren, und selbst unter praktisch identischen Umweltbedingungen hat dieser Mangel das Leben bedroht oder nur relativ geringfügige Konsequenzen gehabt. Wie kann man tiefere Einsichten in diese komplizierten Beziehungen erhalten, was ist schicksalhaft, irreversibles genetisches Programm, was kann durch Faktoren der Ernährung beeinflußt werden, auf welche Weise und mit welchen Ergebnissen?“

Hambraeus (Schweden) referierte über Besonderheiten und Bedeutung von Muttermilch und Brusternährung. Die Milch enthält eine Reihe von Faktoren, von denen einige sowohl für die Spezies (Mensch, Kuh u. a.) **und** die Milch, andere nur für die Spezies **oder** die Milch spezifisch sind und die größere Anzahl schließlich unspezifische Nahrungsfaktoren darstellen. So gibt es nicht nur quantitative, sondern auch qualitative Unterschiede in der Zusammensetzung der Milch verschiedener Spezies. Obgleich es heute möglich ist, den Säugling auch mit künstlicher Milch auf Kuhmilch- oder sogar pflanzlicher Protein-Basis mit allen essentiellen Nährstoffen ausreichend zu versorgen und ein gutes Wachstum zu erzielen, ist noch nicht geklärt, ob wirklich eine optimale Nahrungsaufnahme und ein optimales Wachstum ermöglicht wird. Zur Zeit ist es noch nicht bekannt, in welchem Ausmaß die künstliche Ernährung des Säuglings seine spätere Entwicklung einschließlich seiner Resistenz gegenüber nahrungs- und umweltbedingten Streßfaktoren (z. B. Krankheiten) beeinflußt. Hier muß besonderes Augenmerk auf die artspezifischen Proteinfraktionen in der Muttermilch und deren Bedeutung für die gesundheitliche Entwicklung des Säuglings gelegt werden.

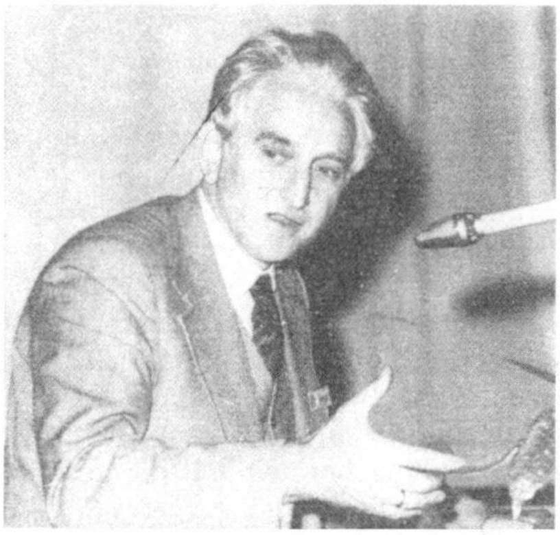
Auch die Ausführungen von Prof. Dr. Berger (VR Polen) fanden aufmerksame Zuhörer

Dörner (DDR) sprach über mögliche Einflüsse der perinatalen Ernährung auf die Entwicklung zentralnervöser Kontrollmechanismen. Die genetische Determination des neuroendokrinen Systems kann permanent durch Hormone und Neurotransmitter während der intrauterinen Gehirndifferenzierung beeinflußt werden. Eine quantitative und/oder qualitative Fehlernährung kann anormale Konzentrationen an Hormonen oder Neurotransmitter hervorrufen, die dann teratogene Effekte am Gehirn während seiner Ausdifferenzierung bewirken können. Hierzu zählen z. B. Kretinismus durch perinatalen Jod- oder Thyroxinmangel, Fettsucht, Diabetes mellitus, Hyperlipoproteinämie durch perinatale Überernährung, verzögerte Pubertät, geistiges Zurückbleiben durch perinatale Unterernährung. Teratogene Defekte des Gehirns können wenigstens teilweise durch Optimierung der Umwelt einschließlich Ernährung bzw. durch Korrektur schädlicher Konzentrationsänderungen von Metaboliten, Hormonen und Neurotransmitter während der Gehirnentwicklung verhindert werden.

Franková (ČSSR) besprach fortdauernde Wirkungen einer frühkindlichen Unterernährung bei Kindern und unterstrich die Bedeutung der psychosozialen Faktoren, die zunehmend bei der Beurteilung der geistigen Entwicklung von unterernährten Kindern berücksichtigt werden. Die Unterernährung ist meist gekoppelt mit einem geringen kulturellen und Bildungsniveau und einer unzureichenden Bildungsstimulierung. Gegenwärtige Untersuchungen können dahingehend charakterisiert werden, daß sie a) nicht nur die hochgradige, sondern auch eine mäßige Unterernährung über einen längeren Zeitraum in ihren Auswirkungen verfolgen, b) den gesamten psychosozialen Hintergrund der ganzen Familie erfassen und berücksichtigen und bei der Therapie auch die geistige Stimulierung der Kinder einbeziehen sowie c) die Tierversuche zur Unterernährung kritisch hinsichtlich der Entwicklung der Gehirntätigkeit interpretieren, insbesondere hinsichtlich der Übertragbarkeit auf das Kind.

Cremer (BRD) bestätigte an Hand von Studien, die in Guatemala, Mexiko und vor allem Bolivien gemacht wurden, die Befunde, wonach **sowohl** die bessere Ernährung **als auch** die Verbesserung der psychosozialen Stimulierung die geistige Entwicklung speziell im frühkindlichen Alter fördert.

Über die Entwicklung der Resistenz und Immunität in Abhängigkeit von der frühkindlichen Ernährung referierte Miller (ČSSR). Die B-Lymphocyten, aber vor allem die T-Lymphocyten werden durch Mangelernährung in ihrer Zahl und Funktion beeinträchtigt und dadurch wird die Resistenz gegenüber Krankheiten vermindert. Erste Befunde deuten an, daß die geschädigte Immunität nach Mangelernährung über Jahre anhalten kann, auch nach Behandlung des ursprünglichen Ernährungsmangels.

Zu den Aspekten der Ernährungsepidemiologie bei Säuglingen und Kindern und deren Konsequenzen für das spätere Leben äußerte sich Kübler (BRD). Er vertrat den Standpunkt, daß Mangelerscheinungen einzelner Nährstoffe (Protein, Vitamine) für sich in allen Altersstadien heilbar sind, negative Konsequenzen resultieren ausschließlich aus sekundären Spätwirkungen auf Gehirn, innere Organe oder Knochen. So sei die Frage nach den Konsequenzen für das spätere Leben, die sich aus einer zeitlich begrenzten Mangelernährung ergeben, eine Frage nach den Grenzen der Adaptationskapazität des Individuums und seiner Gründe hierfür. Dies aber sei eines der schwierigsten Probleme der gegenwärtigen klinischen Medizin. Epidemiologische Forschung auf diesem Gebiet sollte als prospektive Untersuchung einschließlich therapeutischer Maßnahmen über einige Jahre mit einer exakten Dokumentation der Daten erfolgen.

Plenert (DDR) sprach zu den Risikofaktoren Überernährung und Fettsucht in der Kindheit für chronische degenerative Erkrankungen im späteren Leben. Aus einer umfangreichen Studie der letzten Jahre wird bei Kindern der Anteil für überhöhte Cholesterinwerte (3,1 %) mitgeteilt. Die Frequenz einer gestörten Glukosetoleranz und die Hyperinsulinämie steigen mit dem Grad der kindlichen Fettsucht. Letztere wird begleitet von Bluthochdruck bei über 40 % der Kinder, der bei Gewichtsreduktion wieder verschwindet. Eine eindeutige Beziehung zwischen dem Übergewicht 15jähriger Jungen und Mädchen und deren Gewicht in den ersten Lebensmonaten konnte jedoch nicht gefunden werden. Die kindliche Fettsucht, die sowohl mit einer Erhöhung der Zahl als auch der Größe der Fettzellen einhergeht, scheint durch eine generelle Überernährung bedingt zu sein, ohne daß nach der Jenaer Studie besonders empfindliche Altersphasen erkennbar wären. Deshalb gebührt der Gewichtskontrolle und dem Vermeiden von Übergewicht schon im frühen Lebensalter Priorität im Hinblick auf eine spätere Fettsucht und der sich daraus ergebenden Risiken für davon abhängige Krankheiten.

West (Niederlande) zeigte an Hand einer internationalen Studie an 7—8-jährigen Jungen eine gute Korrelation zwischen Gesamtcholesterin und HDL-Cholesterin auf und gab eine Übersicht zu den gegenwärtig in den Niederlanden laufenden Programmen zum Ernährungsverhalten und Cholesterinspiegel bei Kindern.

Lewerenz (DDR) diskutierte die Bedeutung von Xenobiotika (Fremdstoffe) in der Umwelt und Nahrung des Säuglings und die Auswirkungen auf das spätere Leben. Toxikologische Untersuchungen und klinische Studien haben ergeben, daß der sich entwickelnde Embryo — insbesondere in den ersten drei Monaten —, das Neugeborene und der Säugling besonders empfindlich gegenüber toxischen Effekten von Fremdstoffen sind, die durch die Placenta, die Muttermilch oder künstliche Milchnahrungen in den kindlichen Organismus gelangen. Diese können sowohl sofort oder auch in späteren Jahren zu schweren Störungen der Gesundheit (funktionelle Schäden, Krebs) führen. Hauptursachen dafür sind das noch unentwickelte Entgiftungssystem des Organismus, die unterentwickelte Exkretionsfunktion und die besondere Empfindlichkeit schnell wachsender Organe.

Zur Bedeutung der Proteine in der Säuglingsernährung referierte Schaternikov (UdSSR). Während der Hauptort der Proteinverdauung und -resorption beim Erwachsenen der proximale Dünndarm ist, werden beim Säugling noch wesentliche Mengen im distalen Dünndarm verdaut. Die Zusammensetzung der Milchproteine spielt für deren Verwertung eine wichtige Rolle. So scheint das Ansteigen von Allergien gegen Kuhmilchprotein auf die immer weiter verbreitete Ernährung des Säuglings damit (hoher Proteingehalt, hoher Globulingehalt gegenüber Muttermilch) zurückzuführen sein. Gefordert werden deshalb adaptierte Milchnahnahrungen, d. h. solche mit einem geringeren Proteingehalt sowie einen relativ höheren Albuminanteil.

Grütte (DDR) stellt in seinem Vortrag zur Bedeutung der Kohlenhydrate in der Säuglingsernährung drei Faktoren heraus. 1.) Sie sind als sogenanntes zweites Kohlenhydrat in der künstlichen Milchernährung (Stärke, Zucker) zu einem bestimmten Grad verantwortlich für eine Überernährung des Säuglings. 2.) Da der Säugling bereits süße Nahrung bevorzugt — mit Zucker versetzt —, haben 25 % der 2jährigen Kinder bereits kariöse Zähne. 3.) Die spezifische Verstoffwechselung der Laktose der Muttermilch bewirkt vor allem die Ausbildung der typischen Darmflora, die ihrerseits zu einem Teil für die günstige Resistenzlage des Säuglings verantwortlich ist. Das ist ein wesentlicher Grund, künstliche Milchnahrungen so zu adaptieren, daß sie auch in den mikroökologischen Eigenschaften der Muttermilch nahekommen.

Die Vorträge wurden lebhaft diskutiert, gaben einen guten Überblick über den Kenntnisstand zur frühkindlichen Ernährung mit ihren möglichen Risiken für das spätere Leben und schließlich manche Anregungen für die klinische und experimentelle Arbeit auf diesem Gebiet. Die Tagung wurde umrahmt durch ein sehr beeindruckendes kulturelles Programm an den Stätten klassischer deutscher Kultur und durch den Besuch der Nationalen Mahn- und Gedenkstätte Buchenwald.

J. Proll

Alarmierende Warnung aus Brasilien

Die Bevölkerung der sogenannten Zukkerprovinz Pernambuco im Nordosten Brasiliens leidet auf Grund der völligen Ausrichtung der Landwirtschaft auf die Monokultur Zucker und der damit verbundenen Ernährungsmängel an Proteinen, Mineralien und Vitamin B an fortschreitenden körperlichen und geistigen Degenerationserscheinungen. Der größte Teil der Bevölkerung muß für Hungerlöhne arbeiten und kann sich keine ausgewogene Kost leisten. So ist und bleibt Zucker das Hauptnahrungsmittel.

Wie der brasilianische Ernährungswissenschaftler Prof. Dr. Nelson Chaves auf einem internationalen Symposium über Vitaminforschung in Rio de Janeiro erläuterte, verzeichnet die Bevölkerung Pernambucos sowohl einen Rückgang der Durchschnittsgröße als auch des Intelligenzquotienten, der bei Vorschulkindern bereits gefährlich in die Nähe der Debilität gerückt sei.

Nach einer Umfrage in drei nordöstlichen Städten Pernambucos schaffen nur 8,7 % aller Kinder die Grundschule, berichtete Chaves.

Die Durchschnittsgröße der Bevölkerung gleicht sich mit rund 150 cm bei den Frauen und 161 bis 163 cm bei den Männern allmählich an die afrikanischer Pygmäenvölker an. Babys leiden schon bei der Geburt an starkem Untergewicht, und eine „Durchschnittsmutter“ aus den Zuckeranbaugebieten kann ihr Kind höchstens mit einem Viertel der Milch einer „normalen“ Mutter stillen.

Hauptgrund für diese beängstigenden

Degenerationserscheinungen ist laut Professor Chaves die übertriebene Konzentration auf die Monokultur Zuckerrohr und die damit verbundene Zerstörung der für den Menschen unerläßlichen Nahrungsmittelstruktur.
In den Flüssen Pernambucos gibt es wegen der Raffinerieabfälle kaum noch Fische, und die Gemüse- und Obstgärten der Landarbeiter fallen der ständigen rücksichtslosen Ausweitung der Zuckerrohrplantagen zum Opfer. Folge ist eine unaufhaltsame und stetig steigende Verteuerungswelle der schon seit längerer Zeit für die Arbeiter ohnehin untragbaren und unerschwinglichen Obst- und Gemüsepreise.
Einzige Lösung ist nach Ansicht von Professor Chaves die sofortige Einschränkung des Zuckerrohranbaus zugunsten von Getreide, Obst und Gemüse. Allgemein wird befürchtet, daß der brasilianische Wissenschaftler mit seinem dringenden Appell in Kreisen der Regierung und der Großgrundbesitzer auf taube Ohren und sogar rigorose Ablehnung stoßen wird. Dem maßlosen Profitstreben der Plantagenbesitzer, die wiederum die Plattform für die Regierungskreise bilden, und der Sucht der Regierung nach ständiger Steigerung der Einnahmen — auch in die private Tasche, da fast alle Regierungsmitglieder mit direkten und indirekten Einnahmequellen in der Zuckerindustrie „verankert" sind — stehen die Warnungen des Wissenschaftlers im Wege.
Wenige Tage nach Bekanntwerden der Warnung von Chaves begann in Brasilien ein Propagandafeldzug der Massenmedien: im Rahmen einer von Regierung und Zuckerindustrie finanzierten und gelenkten Kampagne für die Entwicklung eines Ersatztreibstoffes auf Zuckerbasis soll das Anbaugebiet für Zuckerrohr in den nächsten Jahren noch um 2,5 Millionen Hektar erweitert werden.

(ADN)

Osterleckereien aus der UVR

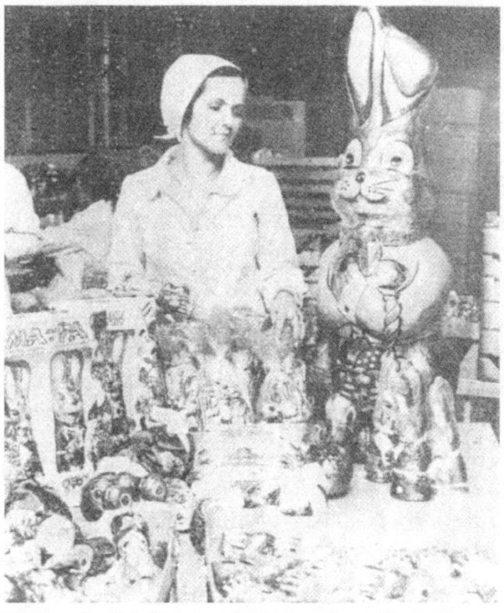

Wer da bisher annahm, der Osterhase wäre nur in deutschen Landen daheim und nur den dortigen Kindern seit vielen Generationen ein beliebter und vertrauter Schokoladen- und Eierüberbringer, der irrt doch sehr. Wenn auch die Osterbräuche vielerorts ganz anders sind, der Osterhase ist fast überall dabei.
So ist er auch für die ungarischen Kinder zum Symbol dieses Festes geworden und es verwundert nicht, daß sich die Süßwarenindustrie mit ihrer Produktion schon sehr zeitig auf dieses Ereignis eingestellt hat.
Berühmt und beliebt zugleich sind in der Ungarischen VR die Osterhasen der verschiedensten Größen aus der Konfektfabrik Diosgyör, die aber nicht nur in der UVR Freude bereiten, sondern auch in großer Zahl exportiert werden.

MTI-Budapest

Glossiert

Die seltsame Diät des Richard Smith

Kein geringerer als Kurt Tucholsky hat einmal die sarkastische Bemerkung gemacht „Besser rund und mollig, als dürr und zickig". Nun, er schrieb diese Zeilen 1928 und auch nicht im Zusammenhang mit einer gesundheitsfördernden Ernährung. Darüber gab es damals in Broschüren gedruckte Ausführungen des eidgenössischen Ernährungswissenschaftlers (und „Müsli-Erfinders") Bircher, die aber teilweise derart extrem waren, daß sie Tucholsky in einem kleinen Feuilleton zu der Feststellung veranlaßten: „Wer nur nach solcherart Diäten lebt, hat Respekt und Hochachtung verdient. Ich könnt' es nicht . . ."
Seither — und besonders in jüngster Zeit — „sprossen" die Diät-„Arten" und die Reduktionskostformen wie weiland die Pilze. Die neueste „Pflanze" wurzelt im Boden des US-amerikanischen Buchangebots und wurde von seinem „Züchter" (lies: Autor) mit dem Titel „The Bronx Diet" versehen. Im Vorwort dieses, vom Verlag Workman Publishing Company New York herausgegebenen Buches heißt es:
„Essen ist heute Amerikas populärste Sportart. Als Folge dieses Eßbooms ist Amerikas zweitpopulärster Sport das Verzehren von Diätspeisen mit dem kummervollen Prozeß der Gewichtskontrolle. Experten vermuten, daß es bald mehr Diätesser als Normalverzehrer geben wird."
Autor Smith bekennt zunächst, daß er — von Gewichtsschwankungen und Fettleibigkeit geplagt — so ziemlich alle Diäten ausprobiert habe, vor allem jene, die Gewichtsverluste bis zu 30 Pfund in einem Monat „garantierten". Das lakonische Urteil des dicken Richard: „No good!"
Als er wieder einmal seinen Speck-Kummer mit einem Drink herunterspülen wollte, geriet er in einer kleinen Bar an die Sekte der „Freiwilligen Esser in der Bronx". Sie erklärten dem erstaunten Smith, sie hätten den Stein der Weisen in punkto Reduktion gefunden und brauchten nur noch einen Messias, der die neue Diät der wartenden Mitwelt richtig präsentiere und

Seit wann mahlt der Müller?

Einige Getreidekörner und Steingeräte, mit denen einstige „Müller" bzw. „Müllerinnen" Getreide gemahlen haben, fanden Wissenschaftler in der Nähe von Assuan in Oberägypten. Fachleute schätzen, daß diese Spuren der Getreideverarbeitung etwa 18000 Jahre alt sind.
Auf ebenfalls uralte Spuren der Getreideverarbeitung stießen britische Archäologen bei Tell Abu Hureyra am oberen Euphrat. Hier bargen Experten mehrere Mahlsteine sowie Samen von Hülsenfrüchten und Körner von Gerste, Roggen und von der im Altertum bekannten Weizenart Einkorn. Das vermutliche Alter dieser Funde beträgt etwa 12000 Jahre.
Bisher hatte man angenommen, daß die Verarbeitung von Getreide frühestens vor 10000 bis 11000 Jahren ihren Anfang nahm. Die neuen Funde scheinen darauf hinzudeuten, daß der Beginn der Getreideverarbeitung viel weiter zurückdatiert werden muß. Die Ausgrabungen an beiden Fundstellen werden fortgesetzt.

ADN-Auslandskorrespondenz

vorpredige. Smith zog sich — nach seinen eigenen Worten — für wenige Wochen zurück und verfaßte den neuen US-Hit auf dem Schlankheitsmarkt, die Bronx-Diät.

Zunächst stellt er im ersten Kapitel seines Buches seinen Lesern ein paar Fragen, die jeder und jedem Dicken Balsam für die Seele sind und sicherlich runtergehen wie Öl, das die Dicken bei Smith nicht meiden müssen.

„Warum sollen denn immer bei Gewichtskontrollen und Schlankheitskuren Kalorien, Kohlenhydrate, Fette und diese verdammten Waagen eine so wichtige Rolle spielen?", fragt der Autor, um gleich noch als Tüpfelchen auf das i zu behaupten: „Eine Schüssel Spinat ist eben nicht so verlockend wie Schokoladenpudding!"

Und dann kommt Richard mit Zahlen: „Essen muß eine Quelle der Lebensfreude sein, das ergab auch eine Regierungsumfrage unter tausend Amerikanern. Die Nahrungseinnahme rangiert nach Sex und Golf als Hauptgenußquelle auf Platz 3!"

Aber Smiths Richard speist nicht nur alle Dicken — zunächst auf dem Papier — mit den Erkenntnissen seiner neuen Diät, sondern er „fütterte" auch einen Computer mit Fakten. Und dieser „spukte" aus: „Der Durchschnittsesser nimmt im Laufe seines Lebens 3576006 Nahrungsbissen zu sich, vollführt 24885042 Kaubewegungen, schluckt 6863567mal und benutzt — wenn er sie hat — 81345 Papierservietten."

Ja, und dann offeriert Smith seinen Lesern seine, die Bronx-Diät; aufgeteilt in 16 Speisenpläne zur freien Auswahl nach einem, seinem völlig abartigen System.

Erkenntnisse der Ernährungswissenschaft werden ebensowenig beachtet wie eventuelle Krankheiten, denn — laut Autor Smith — „warum auch? Unsere Zeit und unser Land hat so viel Risiken parat, da kommt es auf das eine auch nicht mehr an!" So einfach ist das!!

„Jede Mahlzeit kann zu jeder Tageszeit gegessen werden, oder, falls Sie es wünschen, kombinieren Sie die drei Hauptmahlzeiten zu einem gewaltigen Tagesessen zwischen 14 und 17 Uhr", empfiehlt der dicke Smith seinen Leidensgenossen, um dann zur eigentlichen Sache, zum Kern seiner Diät zu kommen.

Er teilt seine Speisenpläne nach Gesichtspunkten auf, die mit der menschlichen Psyche zu tun haben. Da gibt es einen Speisenplan der Selbstbestrafung, einen solchen der Einsamkeit, einen fürs Fernsehen, einen bei Depressionen, einen bei Schuldgefühlen, einen bei Katerstimmung, undsoweiter undsofort.

Nur, so frage ich, was macht eine dicke Person gleich welchen Geschlechts, die zum Beispiel in der Einsamkeit Depressionen bekommt, einhergehend mit Katerstimmung und Schuldgefühlen?

Die muß dann sicherlich kombinieren! Beispielsweise so: Der sich selbst bestrafende Mensch erhält laut Smith zum Frühstück eine viertel Grapefruit, eine trockene Toastscheibe, Kaffee oder Tee. Mittags folgen eine Tomate plus einem Radieschen und ein bißchen Tee sowie dann abends zwei Eier, gekochter Weißkohl und ein Süßstoffdiätgelee. Aber es darf und muß nicht nur diese Diät gegessen, es muß und soll auch anderweitig und parallel selbstkasteit werden! Nach Smiths bedeutet das u. a.: Ausfüllen einer Steuererklärung, oder Rasieren, ohne dabei in den Spiegel zu schauen.

Gegen Depressionen wird folgende Diät empfohlen: Sofort nach dem Erwachen Eiscreme und ein Stück Torte! Zum Frühstück Orangensaft, Blaubeeren in Schlagsahne, Räucherfisch und jede Menge Brötchen, Rahmkäse, starken Kaffee und einen eisgekühlten Wein.

Mittags verordnet die Bronx-Diät dem seelisch Niedergeschlagenen eine Erdnußsuppe, Fisch, Apfelstrudel, Vanilleeis und einen Cognac. Abends zunächst Ragout fin, Ente am Rost, Röstkartoffeln oder Pommes frites, Marzipan und eine Flasche Weißwein — und späterhin (sozusagen als Betthupferl) Schokoladenplätzchen. Dazu klassische Musik zur Nacht. Und auch hier hat Smith bereits die Auswahl getroffen: Telemanns Konzert D-Dur für drei Trompeten und zwei Oboen . . .

Wer aber nun in unseren Breiten denkt, Workmans Publishing Company sei so etwas wie hier der Eulenspiegelverlag, der irrt gewaltig. Der Smith-Unsinn wird als seriöse Wissenschaft angepriesen. Vergessen wurde allerdings der Hinweis, daß sich zwecks Realisierung der „Bronx-Diät" jeder dicke Yankee mehrere Kühlschränke oder einen Riesenkühlraum zulegen müßte. Einen Kühlschrank für die Einsamkeitsdiät, einen weiteren bei Depressionen, den dritten bei Selbstbestrafung, den vierten bei — — —

Und wer die Diät smithgerecht durchführen will, braucht schließlich noch ein diätbezogenes Musikarchiv!

Die Koseform von Richard ist im Englischen Dick. Der dicke Dick und sein Verlag wollen ernst genommen werden, was eigentlich zum Lachen ist. Aber, liebe Leser dieser Zeitschrift, Sie dürfen lachen, Mister Smith wird ernst genommen. Zumindest vom Chefredakteur der sich seriös bezeichnenden „Süddeutschen Zeitung" und dessen USA-Mitarbeiter Robert von Berg. Zum Lachen, aber nachzulesen in einem großen Beitrag in der Ausgabe vom 27. Oktober 1979!

— rb —

Rückblende auf den Jahreswechsel 1980/81

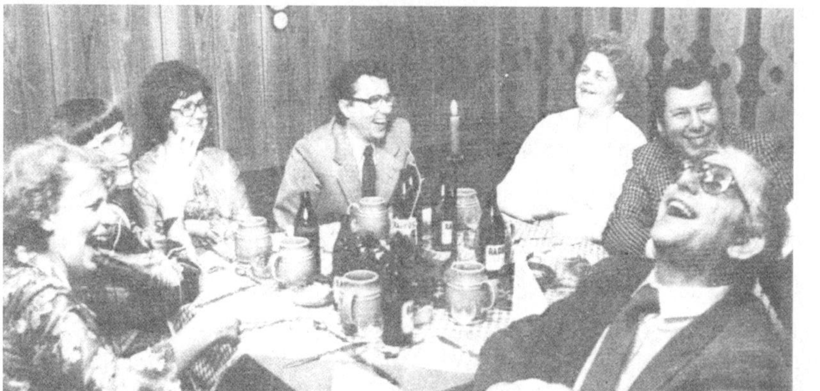

Wenige Stunden vor Beginn des neuen Jahrzehnts gelang unserem Sonderbildreporter Silvester Knips dieser außergewöhnliche Schnappschuß, der uns den Beweis erbrachte, wie sehr die Ernährungserziehung und Ernährungspropaganda des vergangenen Jahres gewirkt haben. Unser Foto zeigt einen Teil einer Hausgemeinschaft am 31. Dezember 1980 wenige Sekunden nachdem in einer „Gaststätte der gesunden Ernährung" ein fachkundiger Serviermeister das ernährungsphysiologisch ausgewogene Silvestermenü bekanntgegeben hatte. Begeistert (wie man sieht) nahmen die joule-bewußten Mitbürger zur Kenntnis, daß sie nach einer Magerquarkvorspeise eine Radieschenplatte (spezialgefrostet) mit Knäckebrot und als Nachtisch einen Joghurt-Spezialmagerdessert mit Weizenkeimen erhalten. Zur Abrundung der Stimmung wurde in Bierflaschen mit dem Etikett RADHOST (ČSSR) ein schwachkohlensäurehaltiges Seltersgetränk serviert

Schonkost

Wiener Rindsschnitte mit Sahnensoße, Salzkartoffeln, Rote Grütze mit Vanillemilch

Rezeptur für 10 Portionen	
Rinderschmorfleisch	800 g
Salz, Paprika	
Weizenmehl	70 g
Speiseöl	80 g
Zwiebeln	30 g
Wurzelgemüse	100 g
Tomatenmark	50 g
Lorbeerblatt, Piment	
Kondensmilch	100 ml
Joghurt, mager	200 ml
Grüne Bohnen	1500 g
Margarine	50 g
Salz, Bohnenkraut, wenig Pfeffer	
Kartoffeln, geschält	2000 g
Salz	
Wasser	900 ml
Kirschmarmelade	250 g
Grieß	150 g
Rotwein	100 ml
Trinkvollmilch	500 ml
Vanillinzucker	50 g

Ernährungsphysiologischer Wert je Portion	
Energiewert	3150 kJ
	750 kcal
Eiweiß	28 g
Fett	23 g
Kohlenhydrate	100 g
Kalzium	250 mg
Vitamin B_1	0,46 mg
Vitamin C	27 mg

Gabelessen

Steirisches Hammelfleisch, Buttermilchgeleespeise mit Fruchtsirup

Rezeptur für 10 Portionen	
Hammelschulter mit Knochen	1000 g
Bauchspeck	100 g
Möhren	2000 g
Sellerie	500 g
Zwiebeln	200 g
Kartoffeln, geschält	2500 g
Salz, Pfeffer, Essig, Zucker	
Petersilie	30 g
Buttermilch	900 ml
Apfelsaft	300 ml
Gelatine	40 g
Vollsoja	30 g
Zucker	150 g
wenig Salz, Zitrone	
Fruchtsirup	150 ml

Ernährungsphysiologischer Wert je Portion	
Energiewert	3250 kJ
	770 kcal
Eiweiß	26 g
Fett	29 g
Kohlenhydrate	90 g
Kalzium	260 mg
Vitamin B_1	0,60 mg
Vitamin C	30 mg

Suppentopf

Schottischer Graupen-Suppentopf (Scotch barley-soup), Grießflammeri mit Kompotterdbeeren

Rezeptur für 10 Portionen	
Hammelschulter oder -kamm ohne Knochen	800 g
Wurzelgemüse	1000 g
Bauchspeck	100 g
Zwiebeln	100 g
Perlgraupen	350 g
Salz, Bohnenkraut, Glutal	
Petersilie	20 g
Schnittlauch	20 g
Trinkvollmilch	1000 ml
Zucker	80 g
wenig Salz, Zitronenschale	
Grieß	125 g
Weizenkeime	20 g
Eier	2 Stück
Erdbeerkompott	1250 ml

Ernährungsphysiologischer Wert je Portion	
Energiewert	3000 kJ
	720 kcal
Eiweiß	26 g
Fett	25 g
Kohlenhydrate	90 g
Kalzium	210 mg
Vitamin B_1	0,40 mg
Vitamin C	45 mg

Quarkgericht

Kartoffelsuppe, Quarkauflauf, Mischkompott

Rezeptur für 10 Portionen	
Rinderbrühknochen	300 g
Wurzelgemüse	150 g
Kartoffeln, geschält	1200 g
Speck, fett	30 g
Bauchspeck	30 g
Zwiebeln	100 g
Salz, Majoran, Bohnenkraut	
Petersilie	30 g
Trinkvollmilch	1250 ml
Stärkemehl	50 g
Grieß	50 g
Zucker, gesamt	200 g
Vollsoja	100 g
wenig Salz, Vanillinzucker	
Speisequark	1250 g
Eier	3 Stück
Margarine	100 g
Rosinen/Korinthen	150 g
Mischkompott	1250 g

Ernährungsphysiologischer Wert je Portion	
Energiewert	3050 kJ
	730 kcal
Eiweiß	38 g
Fett	20 g
Kohlenhydrate	93 g
Kalzium	350 mg
Vitamin B_1	0,45 mg
Vitamin C	23 mg

Zubereitungsanleitung

Die Hammelschulter wie üblich in Wasser garkochen, das Fleisch von den Knochen trennen und würfeln.

Die geputzten Gemüse und Kartoffeln in Würfel schneiden, mit Brühe knapp bedecken, fast gar kochen, das Fleisch zugeben und nochmals gut durchkochen lassen. Das Gericht mit Salz, Pfeffer, Essig und wenig Zucker abschmecken und mit gehackter Petersilie anrichten.

Die Gelatine im Apfelsaft einquellen und durch mäßiges Erwärmen auflösen. Vollsoja in $^1/_3$ der Buttermilch einrühren, würzen, unter ständigem Rühren etwas erhitzen und die gelöste Gelatine und die restliche Buttermilch zugeben. Die Speise in flachen Schalen gelieren lassen und mit Fruchtsirup anrichten.

Zubereitungsanleitung

Das Schmorfleisch in Scheiben schneiden, würzen, in Mehl wenden und kurz anbraten. Im Bratfett Zwiebel- und Wurzelwerkwürfel andünsten, Tomatenmark und Würzmittel zugeben, etwa $^1/_2$ l Wasser angießen und die Fleischscheiben darin garen. Den Fleischfonds auffüllen, mit dem in Joghurt und Kondensmilch angerührten Mehl binden und die Soße nach kräftigem Aufkochen passieren.

Die grünen Bohnen in zerlassener Margarine dünsten und würzen.

Die Kirschmarmelade im Wasser verrühren, alles aufkochen und den Grieß darin ausquellen. Zum Schluß mit Rotwein abschmecken, erkalten lassen und mit Vanillemilch anrichten.

Zubereitungsanleitung

Die Knochen zu Brühe auskochen. Das Wurzelgemüse für die Suppe verwenden. Gewürfelte Kartoffeln mit Brühe reichlich bedecken, würzen, garkochen und das zerkleinerte Wurzelgemüse und die im Speckfett angeschwitzten Zwiebelwürfel mit aufkochen lassen. Die Suppe mit gehackter Petersilie anrichten.

Die mit Salz gewürzte Milch mit den verlesenen Rosinen aufkochen, mit. Grieß und eingerührtem Stärkemehl binden und etwas abkühlen lassen. Inzwischen Eigelb, Zucker und Margarine schaumig rühren, unter den glatten Quark heben und alles mit dem Milchbrei mischen. Die zu festem Schnee geschlagenen Eiklar unterheben und den Auflauf in einer wenig gefetteten, hochwandigen Pfanne bei Mittelhitze backen.

Zubereitungsanleitung

Das Hammelfleisch wie üblich garkochen und würfeln.

Die Perlgraupen in der gewürzten Brühe ausquellen lassen und die im Speck- und Brühefett angeschwitzten Zwiebeln und die geputzten, grob geraspelten und mit den Zwiebeln angedünsteten Gemüse zugeben. Alles nochmals gut durchkochen und mit den zerkleinerten Kräutern fertigstellen.

Die Milch mit den Würzmitteln aufkochen, den Grieß einlaufen lassen, kräftig durchkochen und anschließend die Eidotter und den fest geschlagenen Eischnee unterziehen.